"ADELGAZA CON SALUD"

23

recetas variadas

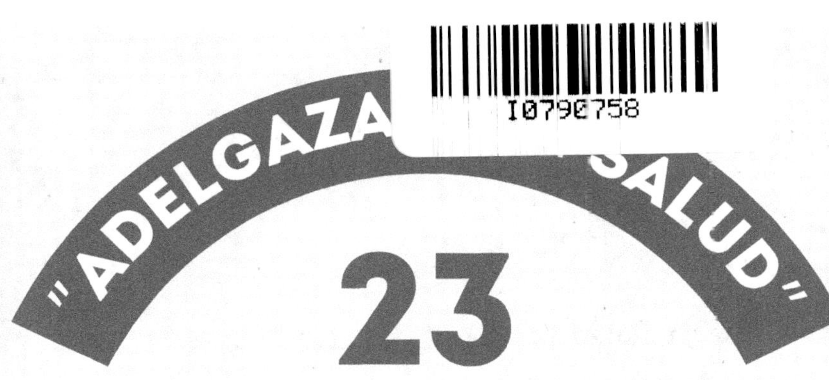

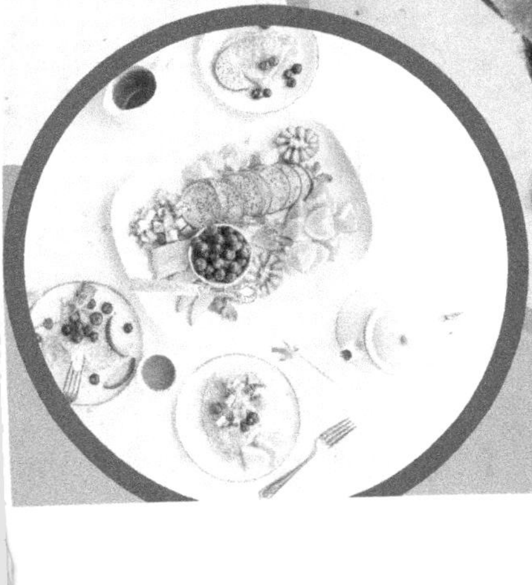

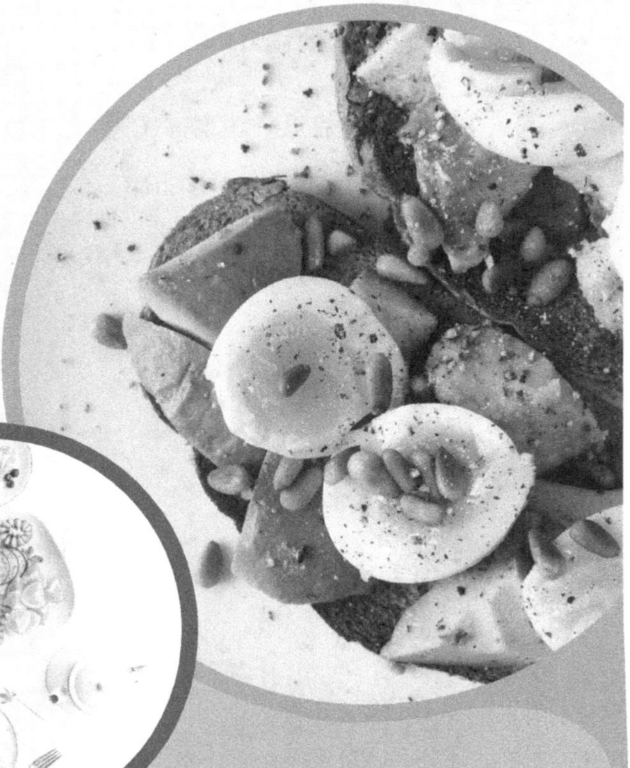

CONTENIDO

I. INTRODUCCION

¿Por que es importante adelgazar con salud?

Es un objetivo alcanzable y valioso que requiere una combinación de hábitos alimenticios balanceados, ejercicio regular y un enfoque positivo hacia el bienestar. Es importante recordar que cada cuerpo es único y la pérdida de peso puede variar de una persona a otra.

Para empezar, es fundamental adoptar una dieta rica en nutrientes, que incluya una variedad de frutas, verduras, proteínas magras y granos enteros. Evitar los alimentos procesados y las bebidas azucaradas puede marcar una gran diferencia. Además, mantenerse bien hidratado es esencial para el buen funcionamiento del cuerpo.

El ejercicio también juega un papel crucial en un plan de adelgazamiento saludable. No se trata solo de quemar calorías, sino de fortalecer el corazón, los músculos y mejorar el estado de ánimo. Actividades como caminar, nadar, practicar yoga o levantar pesas pueden ser muy beneficiosas.

Otra clave es el equilibrio emocional. El estrés y la falta de sueño pueden afectar negativamente los esfuerzos para perder peso. Practicar técnicas de relajación, como la meditación o la respiración profunda, y asegurarse de dormir lo suficiente cada noche, son aspectos importantes a considerar.

Finalmente, es esencial ser paciente y compasivo con uno mismo. La pérdida de peso saludable es un proceso gradual y sostenible, y celebrar cada pequeño logro puede mantenerte motivado. Consultar con profesionales de la salud, como nutricionistas y entrenadores personales, también puede ofrecer apoyo y orientación personalizados para alcanzar tus metas de manera segura y efectiva.

- Recetas seleccionadas para diferentes gustos y preferencias alimenticias.

- Incluye opciones veganas, vegetarianas y platos tradicionales.

- Invita a explorar nuevas combinaciones de sabores y texturas.

ENSALADAS

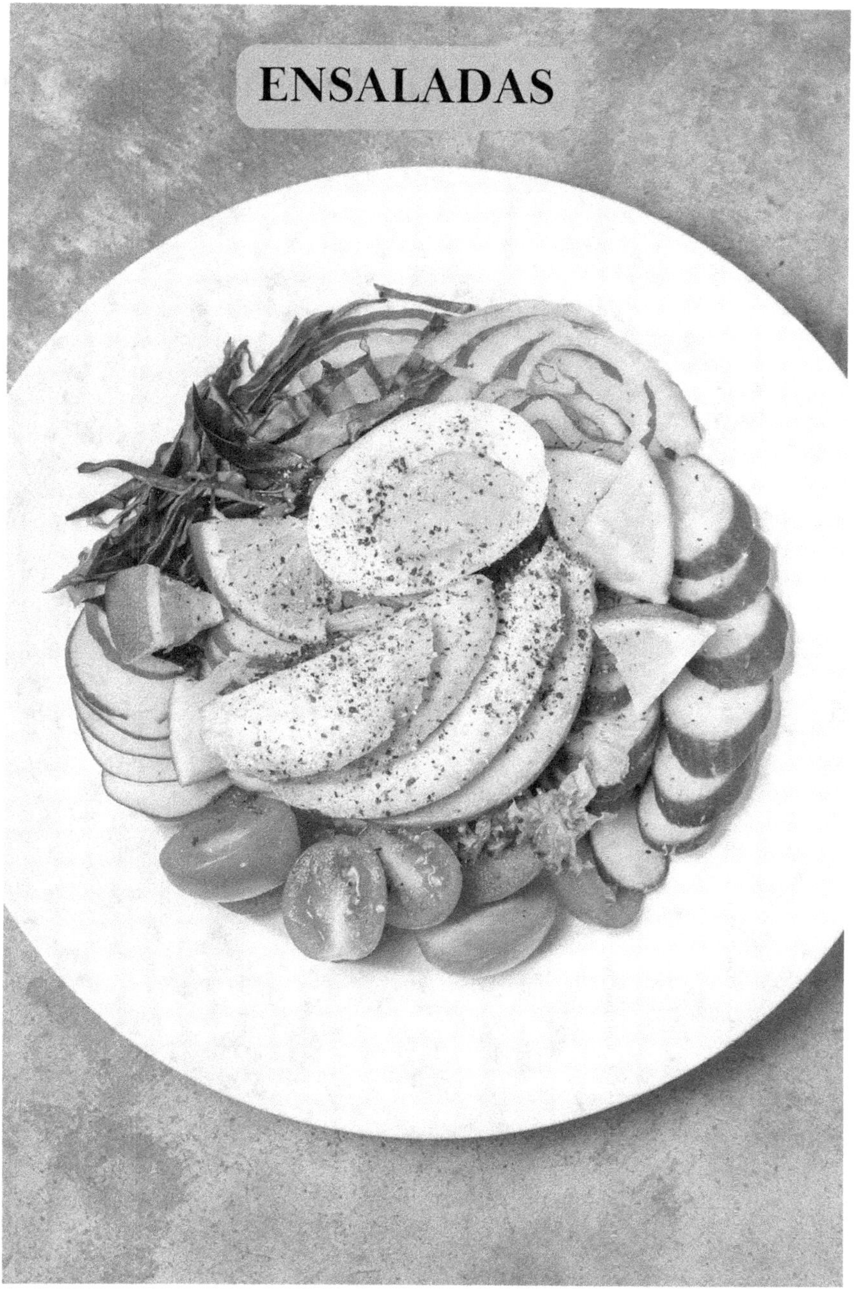

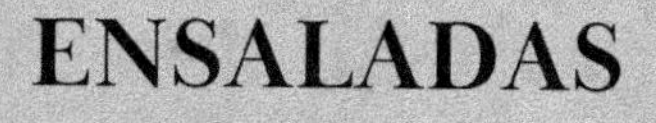

1) Ensalada de quinoa y aguacate

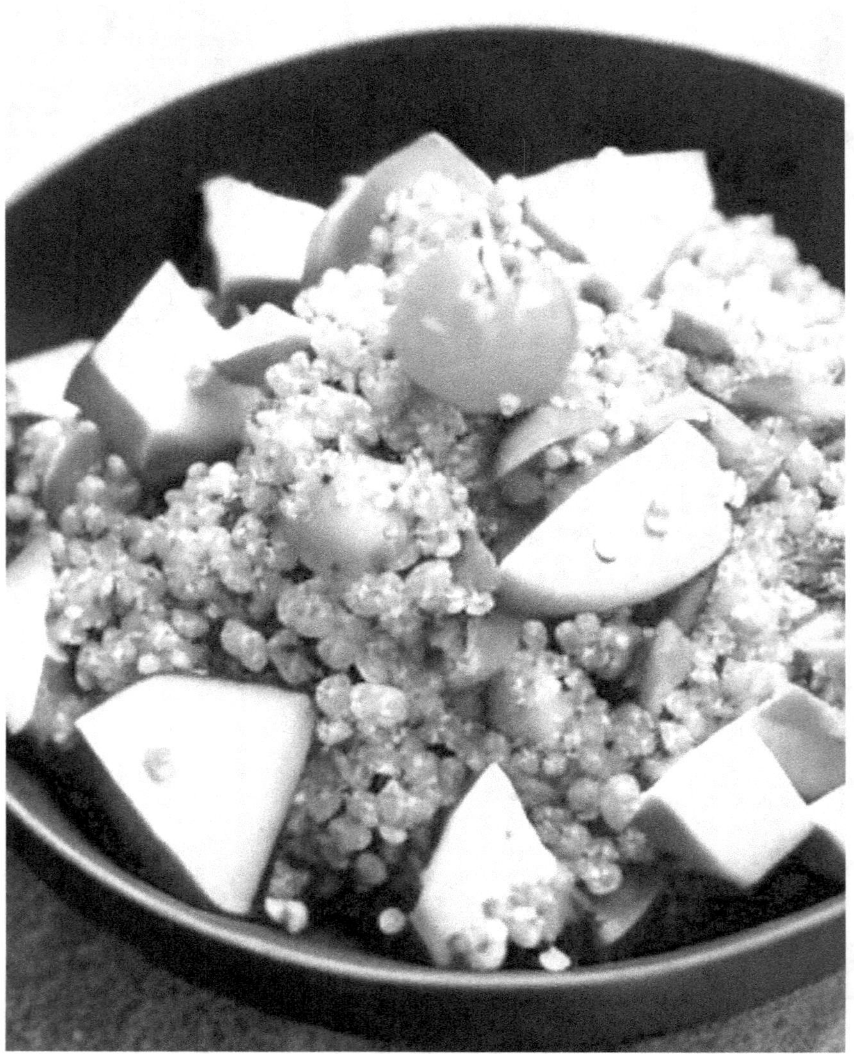

Perfecta para una cena ligera y nutritiva. Esta ensalada combina la textura suave del aguacate con la ligera masticabilidad de la quinoa, creando un plato lleno de sabor y beneficios para la salud.

Ingredientes:

- 1 taza de quinoa cocida
- 1 aguacate maduro, cortado en cubos
- 1/2 taza de tomates cherry, cortados a la mitad
- 1/4 taza de cebolla morada, finamente picada
- 1/4 taza de cilantro fresco, picado
- El jugo de 1 lima
- 2 cucharadas de aceite de oliva extra virgen
- Sal y pimienta al gusto

Instrucciones:

1. En un tazón grande, mezcla la quinoa cocida, los tomates cherry, la cebolla morada y el cilantro fresco.
2. Añade el aguacate en cubos y mezcla suavemente para no aplastar el aguacate.
3. En un tazón pequeño, bate el jugo de lima con el aceite de oliva, sal y pimienta.
4. Vierte el aderezo sobre la ensalada y mezcla hasta que todos los ingredientes estén bien cubiertos.
5. Ajusta la sazón con más sal y pimienta si es necesario.

Esta ensalada se puede servir como plato principal o como acompañamiento.

2) Ensalada de garbanzo y espinaca

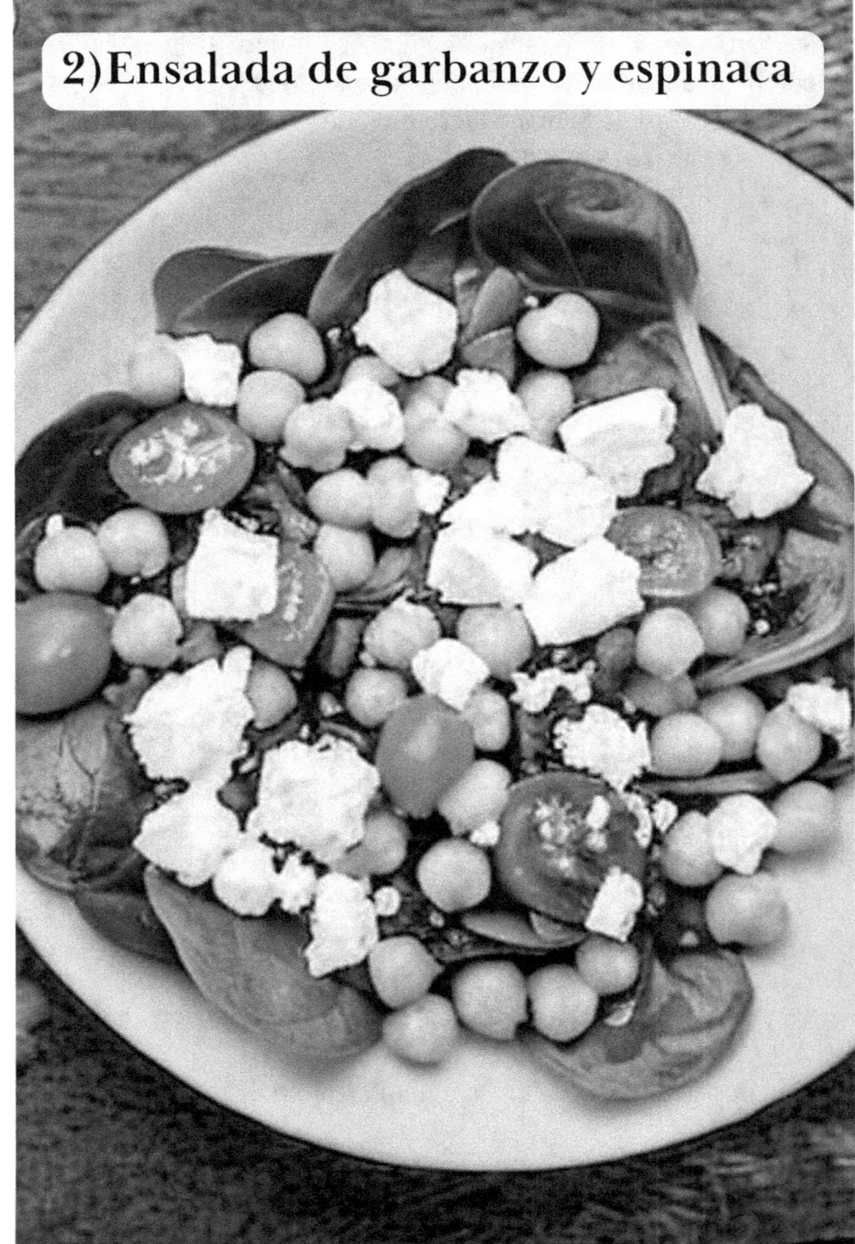

Ingredientes:

- 400 gramos de garbanzos cocidos
- 150 gramos de espinacas frescas
- 1 pimiento rojo
- 1 pepino
- 1 cebolla roja pequeña
- 100 gramos de queso feta (opcional)
- 1 aguacate
- Jugo de 1 limón
- 3 cucharadas de aceite de oliva
- Sal y pimienta al gusto

Preparación:

1. Lava bien las espinacas y escúrelas. Colócalas en un bol grande.
2. Enjuaga los garbanzos cocidos y agrégalas al bol con las espinacas.
3. Corta el pimiento rojo y el pepino en cubos pequeños y añade al bol.
4. Pica finamente la cebolla roja y agrégala a la mezcla.
5. Si decides usar queso feta, desmenúzalo y añádelo también.
6. Corta el aguacate en cubos y agrégalo a la ensalada justo antes de servir para evitar que se oxide.
7. En un recipiente pequeño, mezcla el jugo de limón, el aceite de oliva, la sal y la pimienta.
8. Vierte el aderezo sobre la ensalada y mezcla bien todos los ingredientes.
9. Sirve inmediatamente y disfruta de esta deliciosa y nutritiva ensalada de garbanzos y espinacas.

3)Ensalada de frutas tropicales

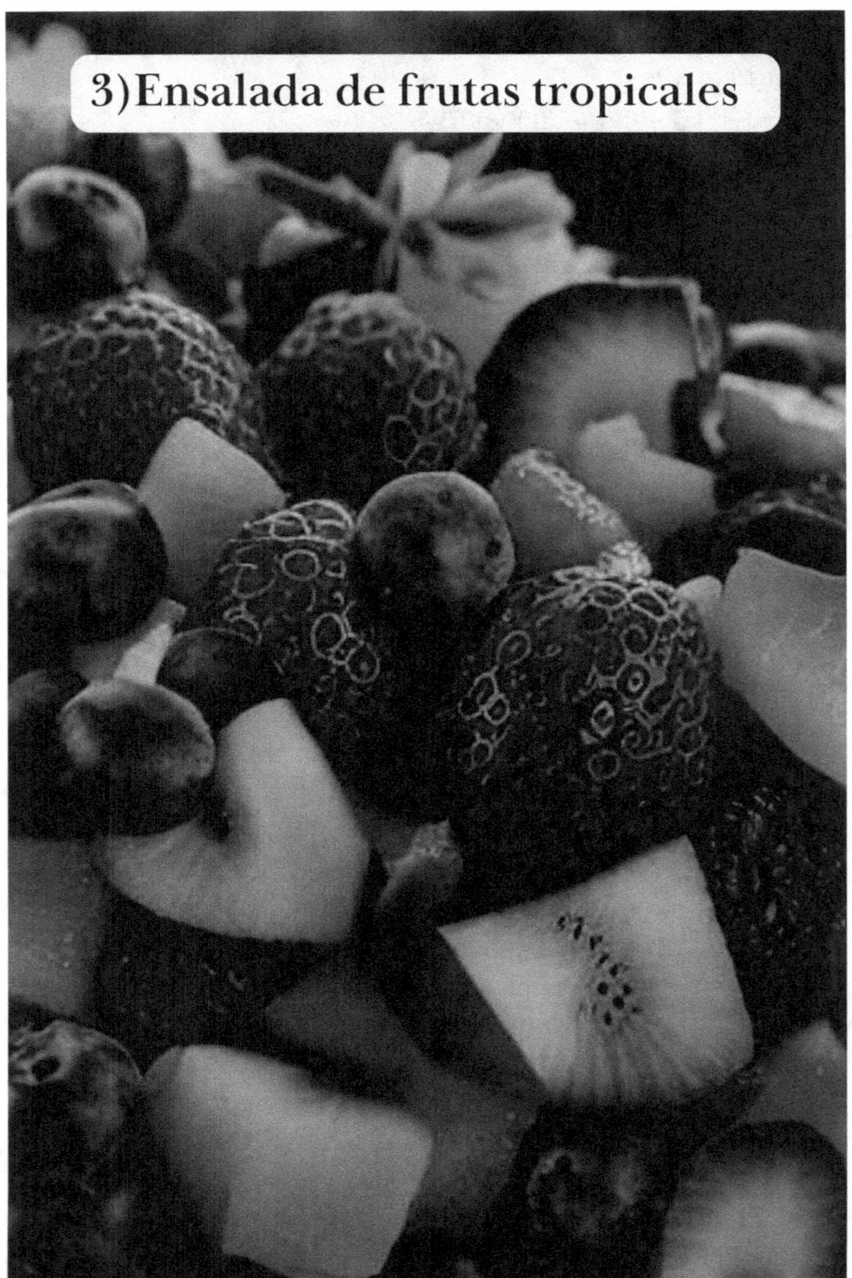

Ingredientes:

- 1 piña madura
- 1 mango
- 2 kiwis
- 1 papaya pequeña
- 1 carambola (fruta estrella)
- 1 taza de fresas
- 1 taza de uvas verdes sin semillas
- Jugo de 2 limones
- 2 cucharadas de miel
- Hojas de menta fresca para decorar

Instrucciones:

1. Pela y corta la piña, el mango, los kiwis y la papaya en trozos medianos. Asegúrate de quitar las semillas y la piel.
2. Lava las fresas y córtalas en mitades o cuartos, dependiendo de su tamaño.
3. Lava las uvas y córtalas por la mitad.
4. Corta la carambola en rodajas finas, manteniendo su forma de estrella para una presentación atractiva.
5. En un tazón grande, mezcla todas las frutas cortadas.
6. En un tazón pequeño aparte, mezcla el jugo de limón con la miel hasta que se integren bien.
7. Vierte el aderezo de limón y miel sobre la ensalada de frutas y mezcla suavemente para no dañar las frutas.
8. Refrigera la ensalada durante al menos 30 minutos para que los sabores se mezclen y la ensalada esté bien fría.
9. Antes de servir, decora con hojas de menta fresca para darle un toque de color y frescura adicional.

4)Ensalada de kale y almendras

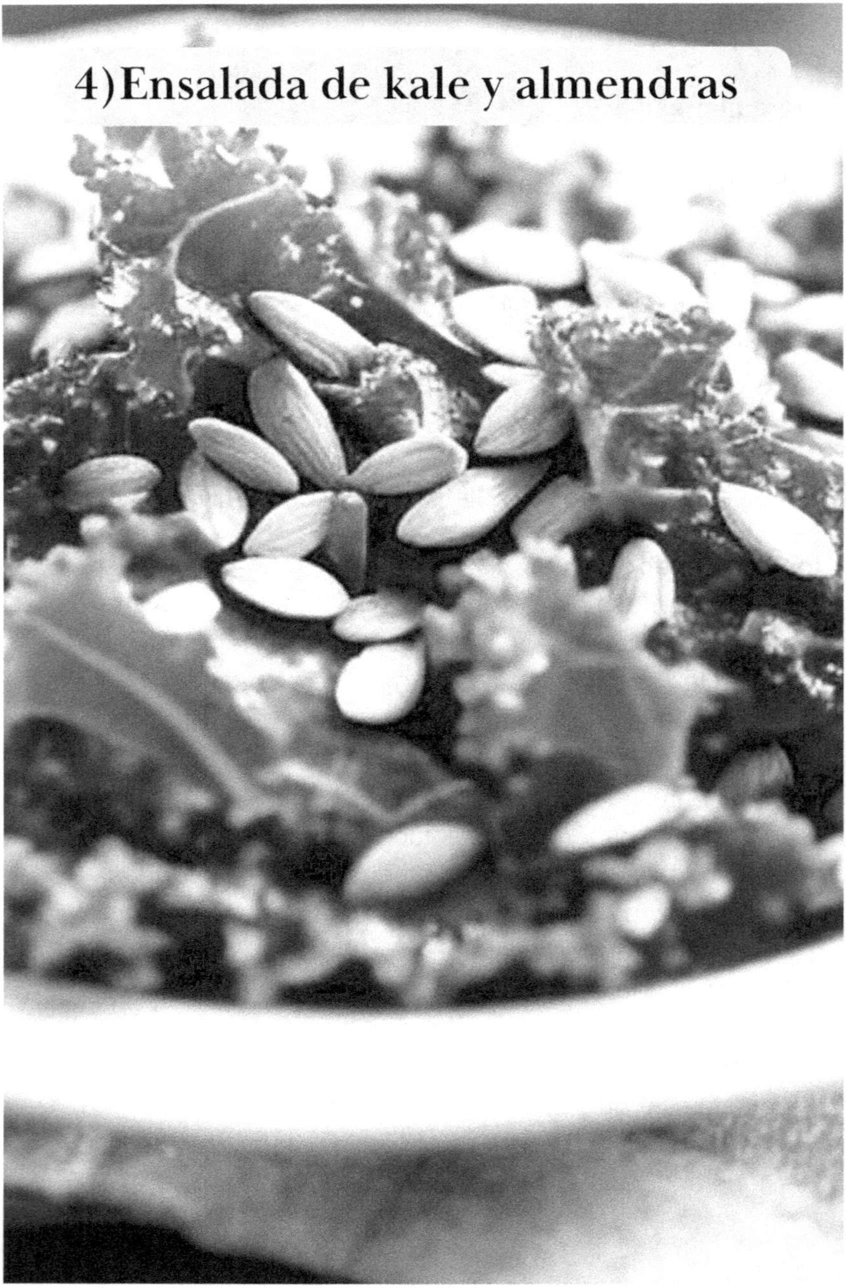

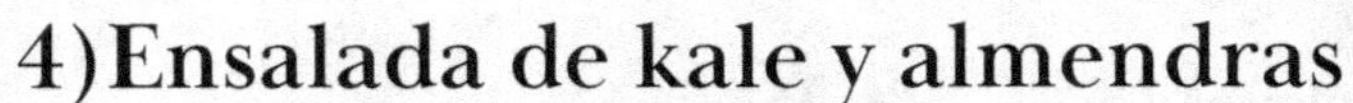

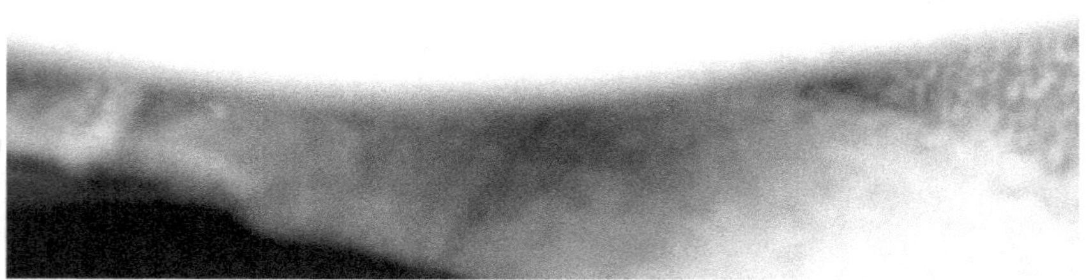

Ingredientes:

- 1 manojo de kale (col rizada)
- 1/2 taza de almendras laminadas
- 1 manzana verde
- 1/4 taza de queso parmesano rallado
- 1/4 taza de arándanos secos
- 1 limón
- 3 cucharadas de aceite de oliva
- Sal y pimienta al gusto

Instrucciones:

1. Lava y seca bien las hojas de kale. Luego, retira los tallos duros y corta las hojas en tiras finas.
2. Coloca las tiras de kale en un bol grande. Exprime el jugo del limón sobre las hojas y añade una pizca de sal. Masajea el kale con las manos durante unos 2-3 minutos hasta que las hojas se ablanden y adquieran un color verde más oscuro.
3. Lava la manzana verde y córtala en rodajas finas o en cubitos, según prefieras.
4. Añade las almendras laminadas, la manzana cortada, los arándanos secos y el queso parmesano rallado al bol con el kale.
5. Rocía la ensalada con el aceite de oliva y mezcla bien todos los ingredientes. Añade sal y pimienta al gusto.
6. Sirve inmediatamente y disfruta de esta deliciosa y nutritiva ensalada de kale y almendras.

¡Buen provecho!

5) Ensalada de atún y aguacate

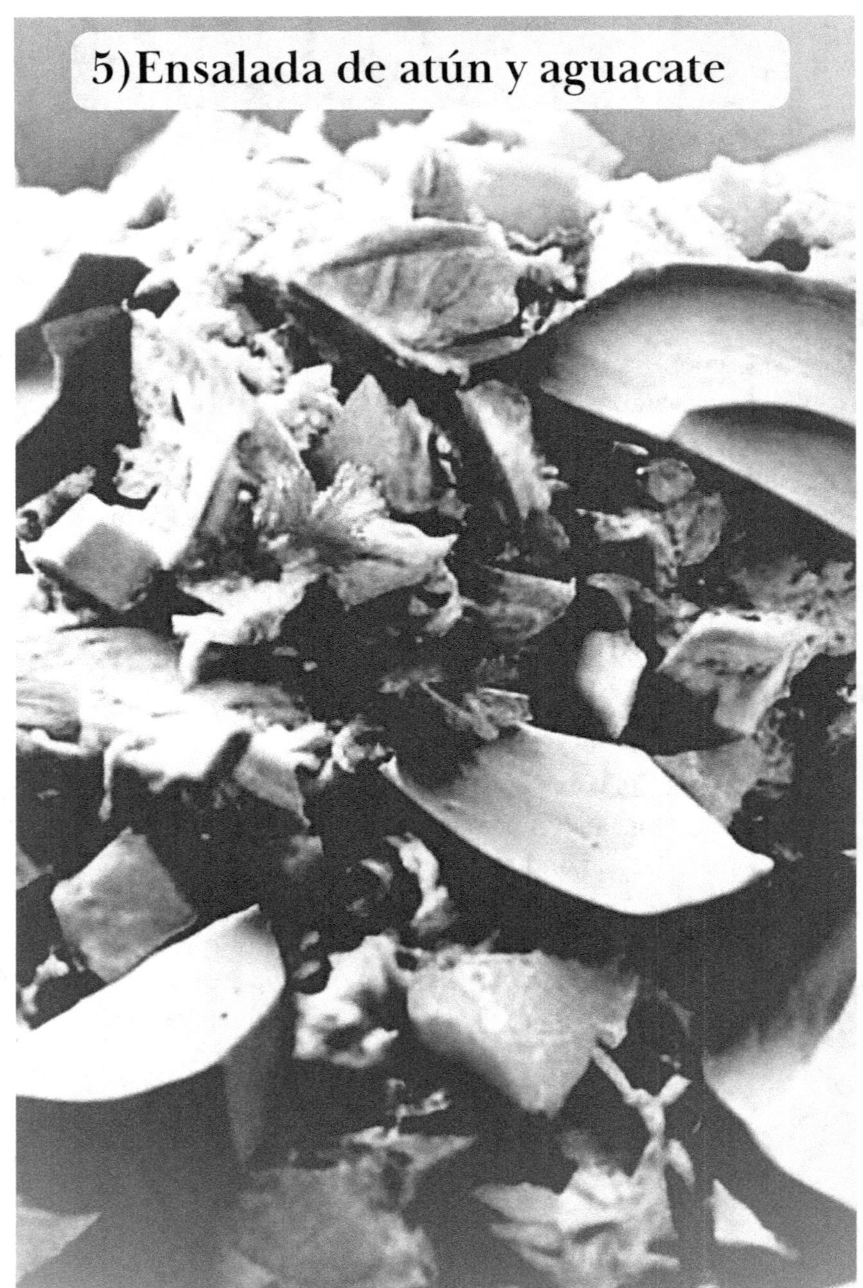

Ingredientes:

- 2 latas de atún en agua, escurridas
- 1 aguacate maduro, cortado en cubos
- 1/2 cebolla morada, picada finamente
- 1 tomate grande, cortado en cubos
- 1 pepino, pelado y cortado en rodajas finas
- 2 cucharadas de cilantro fresco, picado
- El jugo de 1 limón
- 2 cucharadas de aceite de oliva
- Sal y pimienta al gusto

Instrucciones:

1. En un bol grande, mezcla el atún escurrido, el aguacate en cubos, la cebolla morada, el tomate y el pepino.
2. Añade el cilantro fresco picado y mezcla bien todos los ingredientes.
3. En un recipiente pequeño, combina el jugo de limón y el aceite de oliva. Vierte esta mezcla sobre la ensalada y remueve suavemente para que todos los ingredientes se impregnen del aderezo.
4. Sazona con sal y pimienta al gusto.
5. Sirve inmediatamente o refrigera por unos minutos para que los sabores se integren mejor.

¡Disfruta de esta deliciosa y saludable ensalada de atún y aguacate!

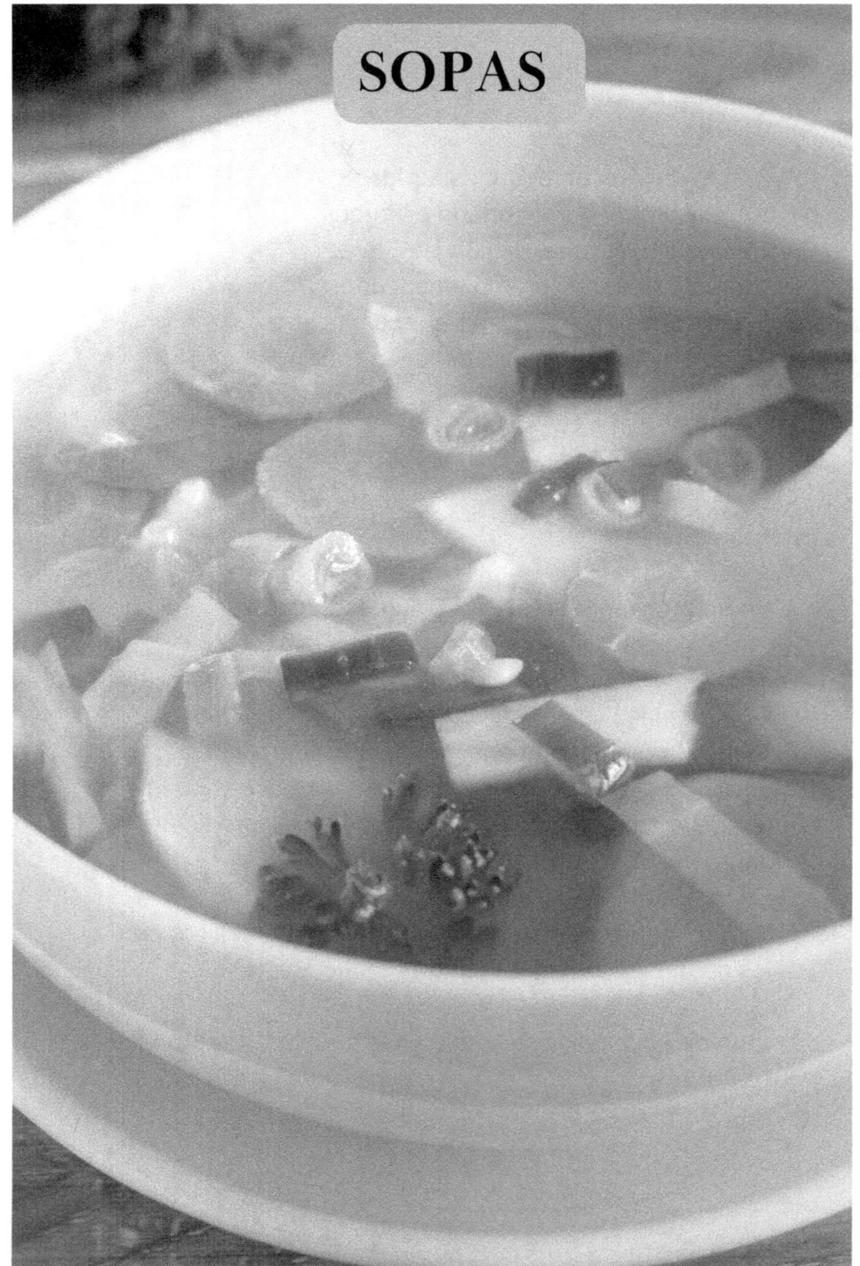
SOPAS

1)Sopa de brocoli y calabazas

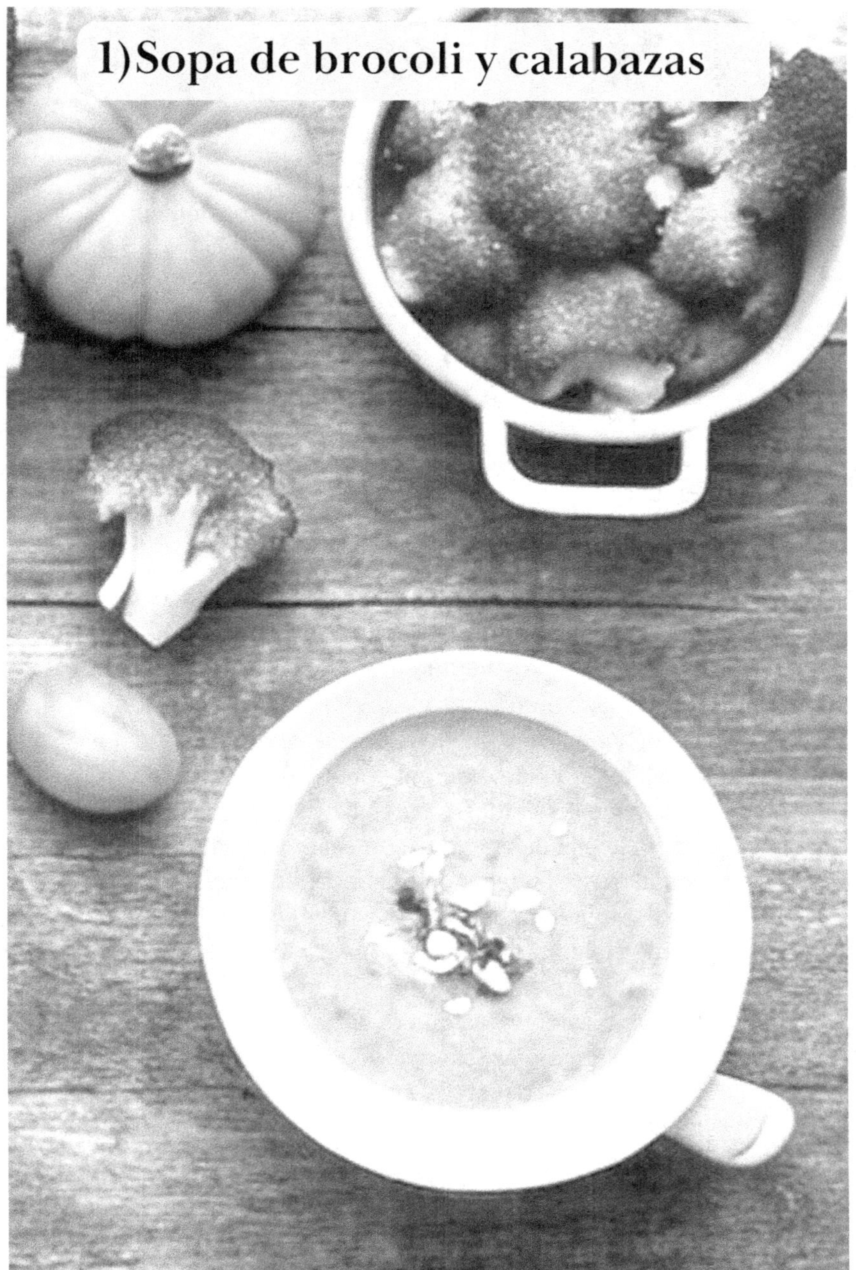

:

Ingredientes:

- 1 brócoli grande, cortado en floretes
- 2 calabazas medianas, peladas y cortadas en cubos
- 1 cebolla grande, picada
- 2 dientes de ajo, picados
- 4 tazas de caldo de verduras
- 1 taza de crema de leche
- Sal y pimienta al gusto
- Aceite de oliva

Instrucciones:

1. En una olla grande, calienta un poco de aceite de oliva a fuego medio. Agrega la cebolla y el ajo, y sofríe hasta que estén dorados y fragantes.
2. Añade el brócoli y las calabazas a la olla, y cocina por unos minutos, revolviendo ocasionalmente.
3. Vierte el caldo de verduras en la olla, asegurándote de que las verduras estén completamente cubiertas. Lleva a ebullición, luego reduce el fuego y deja hervir a fuego lento durante unos 20 minutos, o hasta que las verduras estén tiernas.
4. Retira la olla del fuego y, con cuidado, usa una licuadora de inmersión para hacer puré la sopa hasta que tenga una textura suave y cremosa.
5. Agrega la crema de leche y mezcla bien. Sazona con sal y pimienta al gusto.
6. Vuelve a calentar la sopa a fuego lento durante unos minutos más, sin dejar que hierva.
7. Sirve caliente, decorada con un chorrito de aceite de oliva y algunas semillas de calabaza tostadas, si lo deseas.

¡Disfruta de esta deliciosa y reconfortante sopa de brócoli y calabazas!

2)Sopa de verduras detox

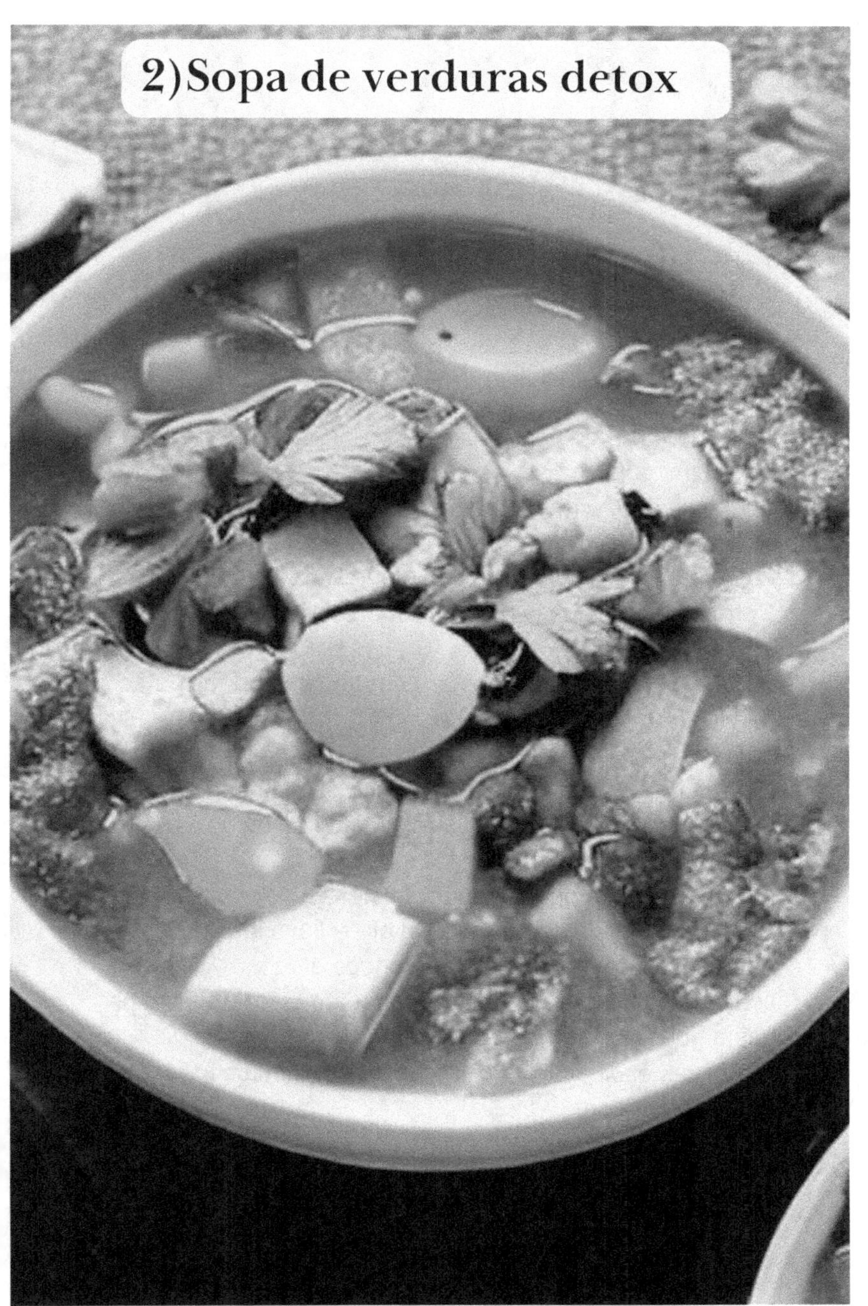

Ingredientes:

- 1 cebolla
- 2 dientes de ajo
- 2 zanahorias
- 1 calabacín
- 1 pimiento rojo
- 1 pimiento verde
- 2 ramas de apio
- 1 puñado de espinacas
- 1 tomate
- 1 litro de caldo de verduras
- Sal y pimienta al gusto
- Aceite de oliva virgen extra

Instrucciones:

1. Pica finamente la cebolla y los dientes de ajo.
2. Corta las zanahorias, el calabacín, los pimientos y el apio en trozos medianos.
3. En una olla grande, calienta un par de cucharadas de aceite de oliva. Añade la cebolla y el ajo y sofríelos hasta que estén dorados y fragantes.
4. Agrega las zanahorias, el calabacín, los pimientos y el apio a la olla. Cocina por unos 5-7 minutos, removiendo ocasionalmente.
5. Añade el tomate picado y mezcla bien.
6. Vierte el caldo de verduras en la olla y lleva la mezcla a ebullición. Una vez que hierva, reduce el fuego y deja que la sopa se cocine a fuego lento durante unos 20-25 minutos, o hasta que las verduras estén tiernas.
7. Añade las espinacas y cocina por unos minutos más hasta que se ablanden.
8. Sazona con sal y pimienta al gusto.
9. Sirve caliente y disfruta de esta deliciosa y nutritiva sopa detox.

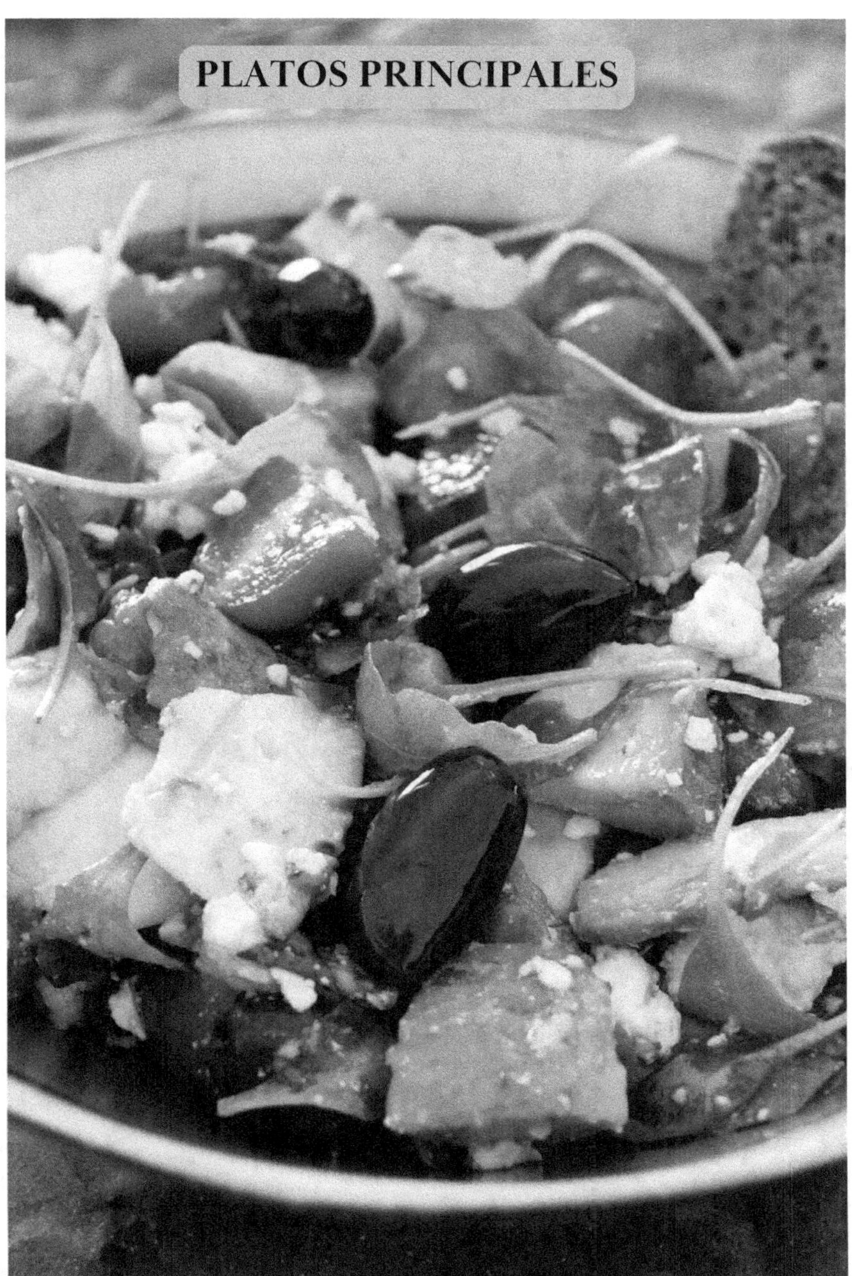
PLATOS PRINCIPALES

1)Pollo al limón con esparragos

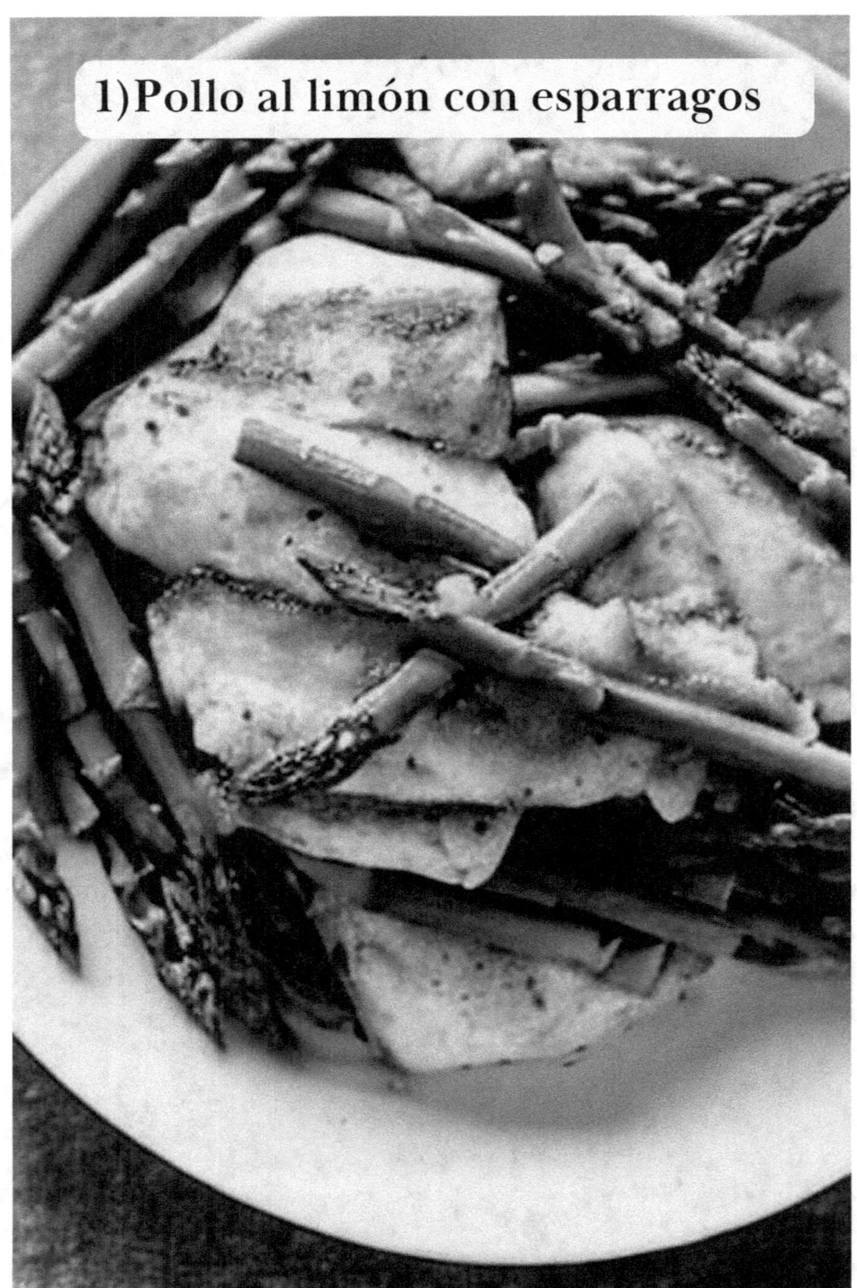

Ingredientes:

- 4 pechugas de pollo deshuesadas y sin piel
- 1 manojo de espárragos, cortados en trozos de 5 cm
- 2 limones (uno para el jugo y otro en rodajas)
- 3 dientes de ajo picados
- 2 cucharadas de aceite de oliva
- Sal y pimienta al gusto
- Perejil fresco picado (opcional)

Instrucciones:

1. Preparar el pollo: Sazona las pechugas de pollo con sal y pimienta por ambos lados. En una sartén grande, calienta el aceite de oliva a fuego medio-alto. Añade el pollo y cocina durante unos 5-7 minutos por cada lado, o hasta que esté dorado y bien cocido. Retira el pollo de la sartén y resérvalo.
2. Cocinar los espárragos: En la misma sartén, añade los espárragos y el ajo picado. Saltea durante 3-4 minutos, hasta que los espárragos estén tiernos pero aún crujientes.
3. Agregar el limón: Exprime el jugo de un limón sobre los espárragos y remueve para mezclar bien. Coloca las rodajas del segundo limón en la sartén para que se calienten y suelten su aroma.
4. Combinar todo: Vuelve a poner las pechugas de pollo en la sartén junto con los espárragos y el limón. Cocina todo junto durante 2-3 minutos más para que los sabores se mezclen bien.
5. Servir: Sirve el pollo al limón con los espárragos en platos individuales. Si lo deseas, espolvorea un poco de perejil fresco picado por encima para dar un toque de color y frescura adicional.

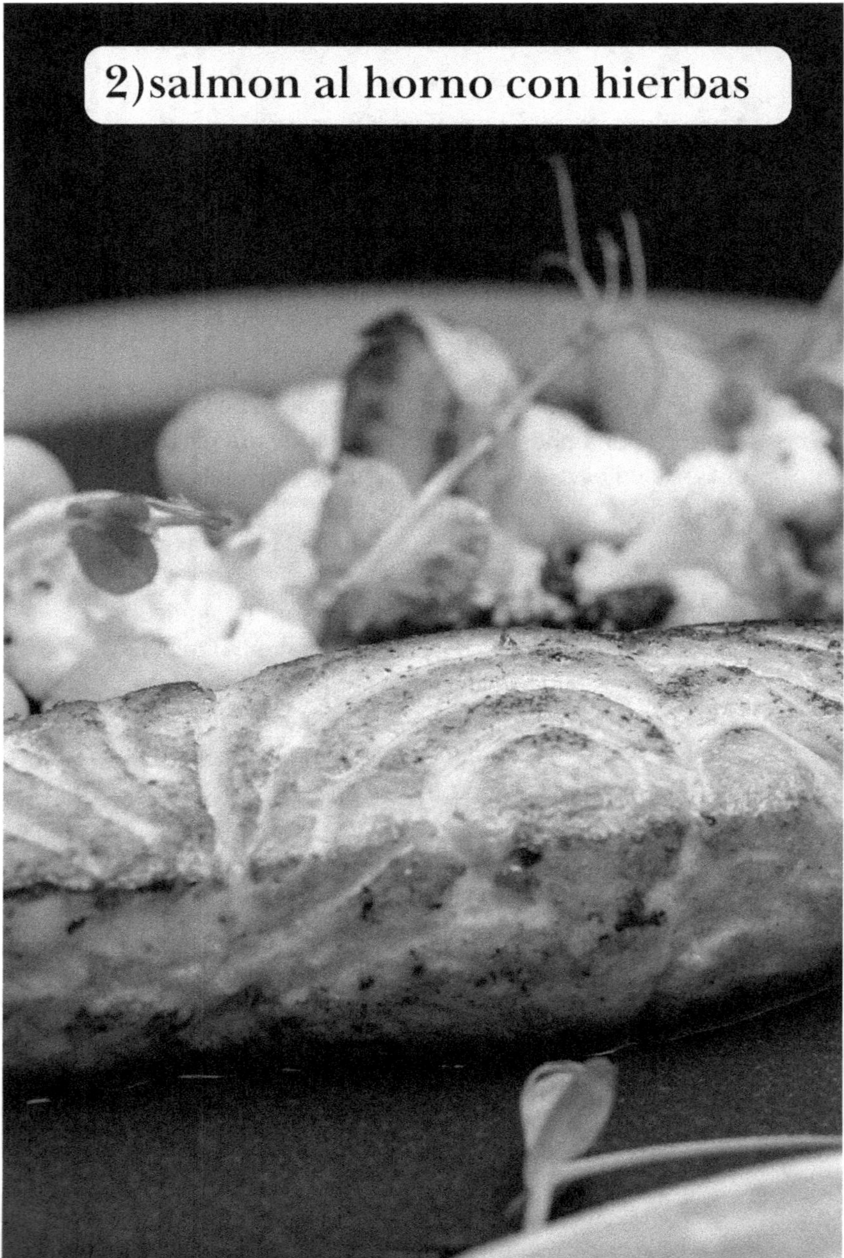

2)salmon al horno con hierbas

ingredientes:

- 4 filetes de salmón
- 2 cucharadas de aceite de oliva
- 2 dientes de ajo picados
- 1 cucharadita de tomillo seco
- 1 cucharadita de romero seco
- 1 cucharadita de orégano seco
- Sal y pimienta al gusto
- 1 limón

Instrucciones:

1. Precalienta el horno a 200 grados Celsius (392 grados Fahrenheit).
2. En un tazón pequeño, mezcla el aceite de oliva, el ajo picado, el tomillo, el romero y el orégano.
3. Coloca los filetes de salmón en una bandeja para hornear forrada con papel de aluminio o papel pergamino.
4. Unta la mezcla de hierbas y aceite de oliva sobre cada filete de salmón, asegurándote de que estén bien cubiertos.
5. Sazona los filetes con sal y pimienta al gusto.
6. Corta el limón en rodajas finas y colócalas sobre los filetes de salmón.
7. Hornea el salmón en el horno precalentado durante 12-15 minutos, o hasta que el pescado esté bien cocido y se desmenuce fácilmente con un tenedor.
8. Sirve el salmón al horno con una guarnición de verduras al vapor o una ensalada fresca.

¡Disfruta de tu delicioso salmón al horno con hierbas!

3)Tacos de lechuga y pollo

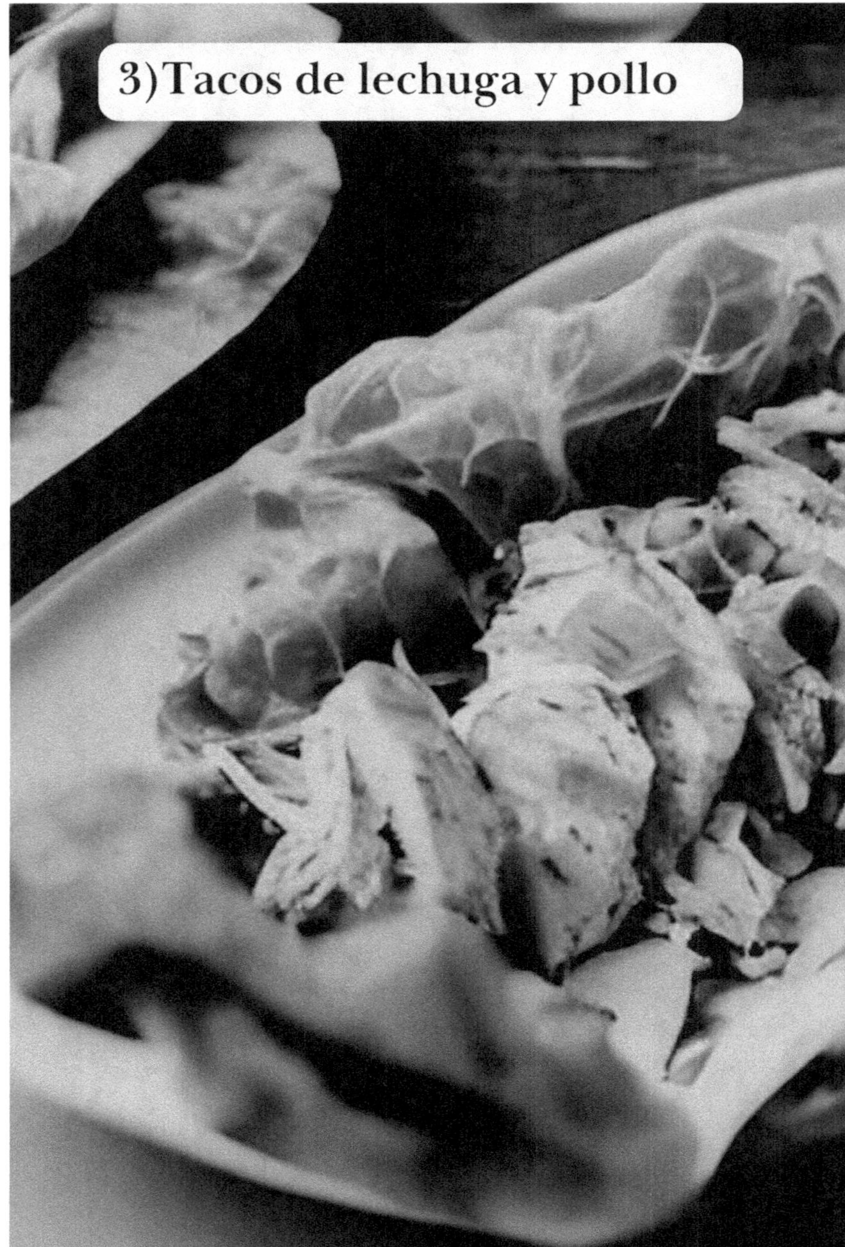

Ingredientes:

- 1 pechuga de pollo deshuesada y sin piel
- 1 cebolla grande, finamente picada
- 2 dientes de ajo, picados
- 1 pimiento rojo, cortado en tiras
- 1 pimiento verde, cortado en tiras
- 1 cucharadita de comino en polvo
- 1 cucharadita de paprika
- Sal y pimienta al gusto
- Hojas grandes de lechuga (puede ser romana o iceberg)
- Jugo de 1 limón
- Aceite de oliva
- Cilantro fresco picado para decorar
- Rodajas de aguacate (opcional)

Preparación:

1. En una sartén grande, calienta un poco de aceite de oliva a fuego medio. Agrega la cebolla y el ajo, y sofríelos hasta que estén dorados y fragantes.
2. Añade las tiras de pimiento rojo y verde, y cocina durante unos 5 minutos hasta que estén tiernos.
3. Corta la pechuga de pollo en tiras finas y agrégala a la sartén. Cocina el pollo hasta que esté dorado y bien cocido.
4. Espolvorea el comino, la paprika, la sal y la pimienta sobre el pollo y los vegetales. Revuelve bien para que los sabores se mezclen.
5. Exprime el jugo de limón sobre la mezcla y revuelve nuevamente.
6. Lava bien las hojas de lechuga y sécalas con cuidado. Usa las hojas de lechuga como "tortillas" y coloca una porción de la mezcla de pollo y vegetales en cada hoja.
7. Decora cada taco con cilantro fresco picado y, si lo deseas, añade rodajas de aguacate.

4)wrap de vegetales y pollo

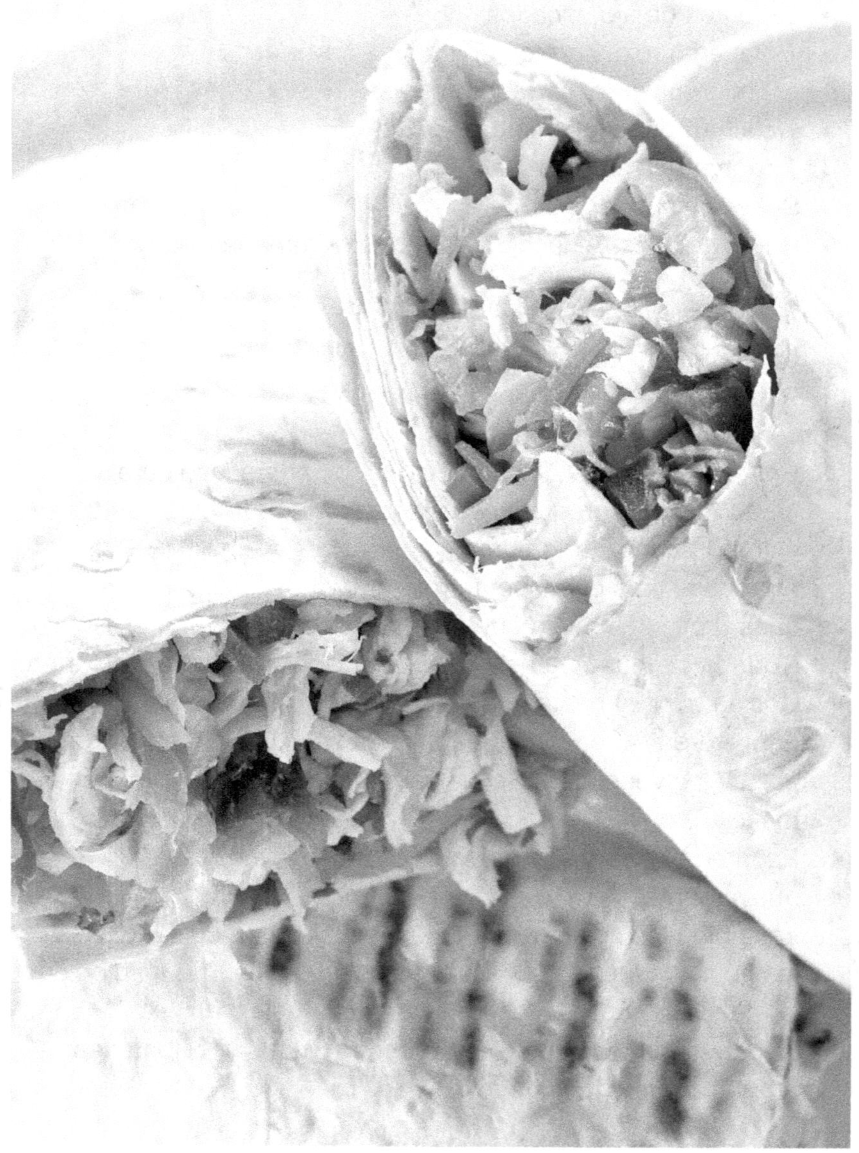

Ingredientes:

- 2 pechugas de pollo
- 1 pimiento rojo
- 1 pimiento verde
- 1 zanahoria
- 1 pepino
- 1 aguacate
- 4 hojas de lechuga romana
- 4 tortillas integrales
- Sal y pimienta al gusto
- Jugo de un limón
- Aceite de oliva

Instrucciones:

1. Cocina las pechugas de pollo en una sartén con un poco de aceite de oliva hasta que estén doradas y bien cocidas. Sazona con sal y pimienta al gusto. Una vez listas, córtalas en tiras delgadas.
2. Lava y corta los pimientos, la zanahoria y el pepino en tiras finas.
3. Pela y corta el aguacate en rodajas.
4. Coloca una hoja de lechuga sobre cada tortilla integral.
5. Distribuye las tiras de pollo, los pimientos, la zanahoria, el pepino y las rodajas de aguacate sobre las hojas de lechuga.
6. Rocía todo con un poco de jugo de limón para darle frescura y un toque de sabor.
7. Enrolla bien las tortillas y córtalas a la mitad si lo prefieres.

Sirve estos wraps de vegetales y pollo acompañados de una salsa de yogur o tu aderezo favorito. ¡Disfruta de una comida nutritiva y deliciosa!

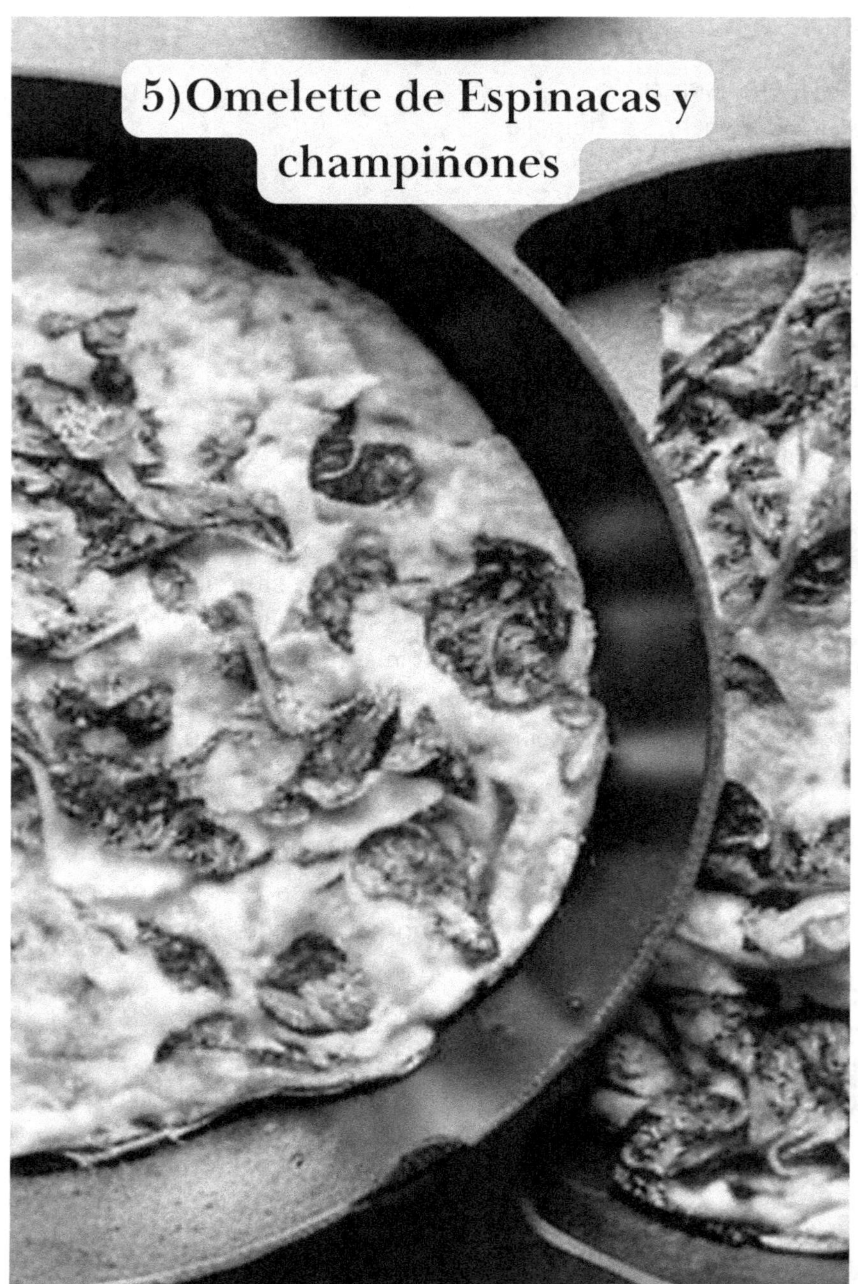
5)Omelette de Espinacas y champiñones

Ingredientes:

- 3 huevos
- 1 taza de espinacas frescas, lavadas y picadas
- 1/2 taza de champiñones, cortados en láminas
- 1/4 taza de queso rallado (opcional)
- 2 cucharadas de leche
- Sal y pimienta al gusto
- 1 cucharada de aceite de oliva o mantequilla

Instrucciones:

1. En un bol, bate los huevos junto con la leche, la sal y la pimienta hasta que estén bien mezclados.
2. Calienta una sartén a fuego medio y añade el aceite de oliva o la mantequilla.
3. Una vez que el aceite o la mantequilla estén calientes, añade los champiñones y cocínalos durante unos 3-4 minutos o hasta que estén tiernos y ligeramente dorados.
4. Agrega las espinacas picadas a la sartén con los champiñones y cocina por otros 2 minutos, hasta que las espinacas estén marchitas.
5. Vierte la mezcla de huevos sobre las espinacas y los champiñones en la sartén. Cocina a fuego medio-bajo, moviendo la sartén de vez en cuando para asegurarte de que los huevos se cocinen de manera uniforme.
6. Si estás usando queso rallado, espolvorea sobre la mitad de la omelette cuando los huevos estén casi cocidos. Luego, dobla la omelette por la mitad para cubrir el queso.
7. Cocina por un minuto más, o hasta que el queso se derrita y los huevos estén completamente cocidos.
8. Desliza la omelette en un plato y sirve inmediatamente.

BATIDOS Y SMOOTH

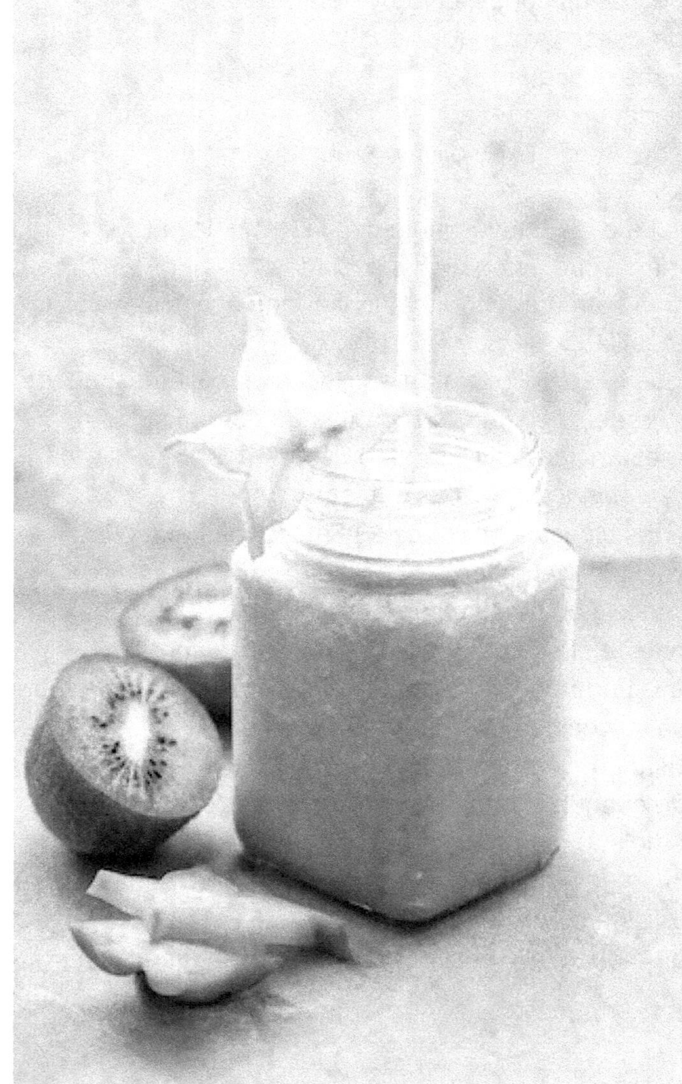

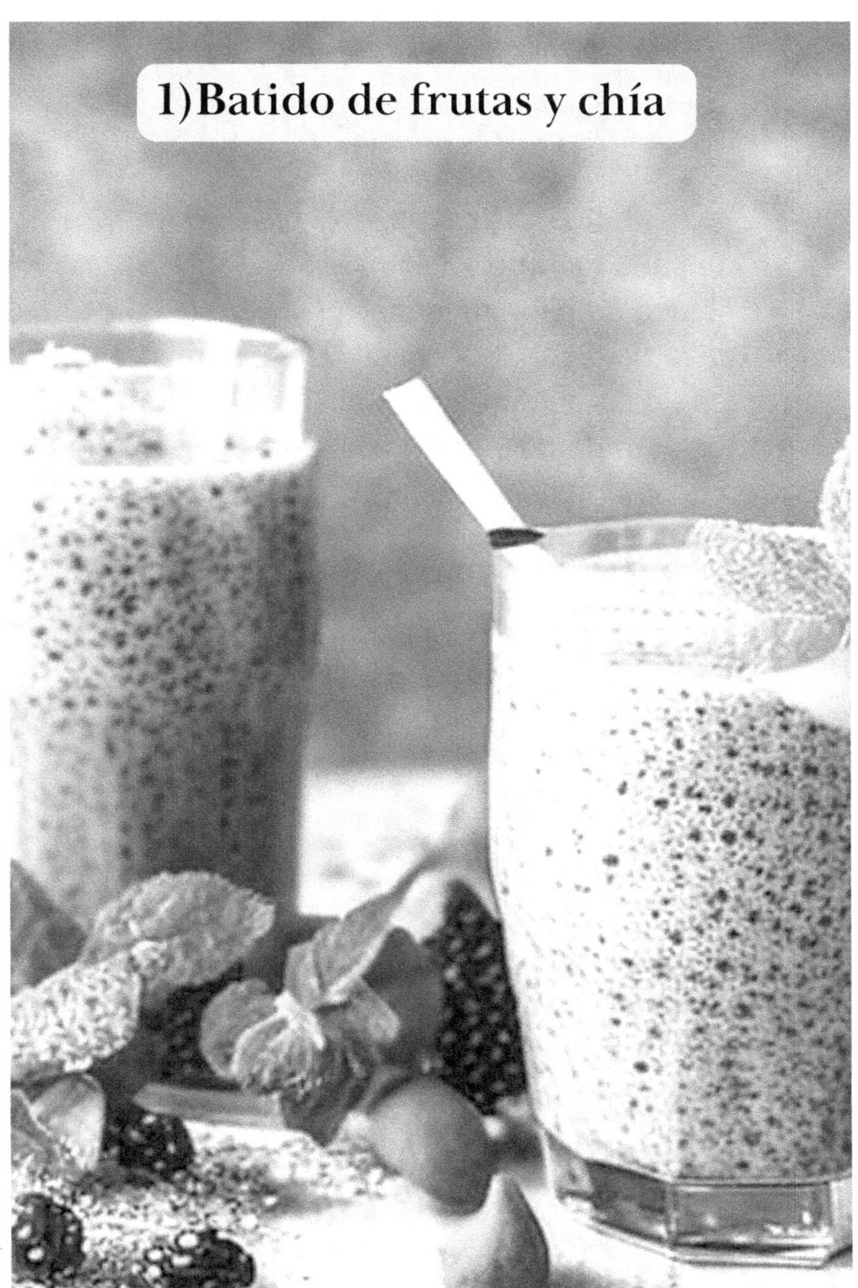
1)Batido de frutas y chía

Ingredientes:

- 1 taza de fresas frescas
- 1 plátano maduro
- 1/2 taza de piña troceada
- 1 taza de leche de almendras o cualquier leche de tu preferencia
- 1 cucharada de semillas de chía
- 1 cucharadita de miel (opcional)
- Hielo al gusto

Instrucciones:

1. Lava bien las fresas y córtalas en trozos.
2. Pela el plátano y pártelo en rodajas.
3. Coloca las fresas, el plátano, la piña, la leche de almendras y las semillas de chía en una licuadora.
4. Añade la miel si prefieres un batido más dulce.
5. Agrega hielo al gusto para enfriar y dar una textura más espesa.
6. Licúa todos los ingredientes hasta obtener una mezcla homogénea y suave.
7. Vierte el batido en un vaso y disfruta de esta deliciosa y nutritiva bebida.

2)smoothie de espinaca y piña

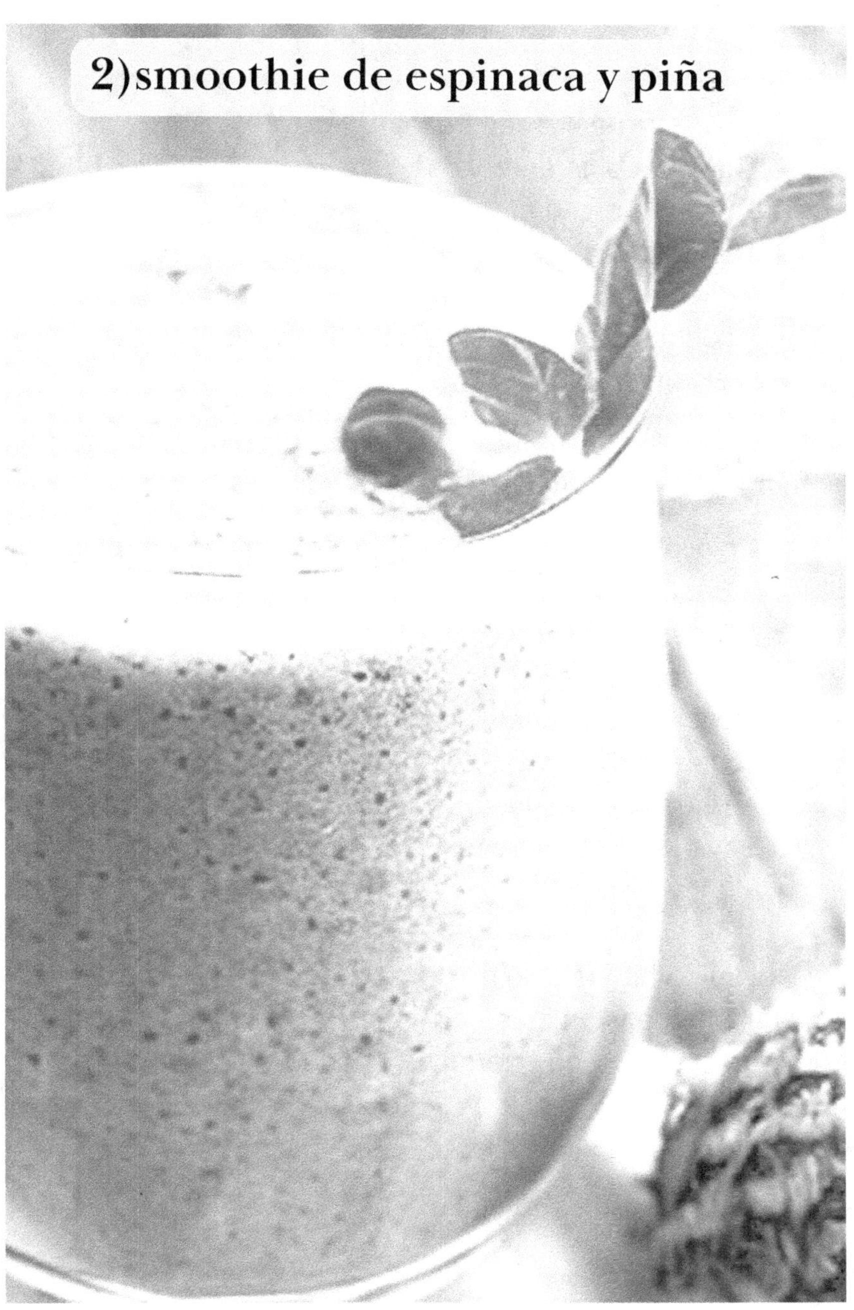

- 1 taza de espinacas frescas
- 1 taza de piña en trozos
- 1 plátano maduro
- 1 taza de leche de almendras (o cualquier otra leche de tu preferencia)
- 1 cucharada de semillas de chía (opcional)
- Hielo al gusto

Instrucciones:

1. Lava bien las espinacas y la piña.
2. Coloca las espinacas, la piña y el plátano en una licuadora.
3. Añade la leche de almendras y las semillas de chía, si las estás usando.
4. Mezcla todo a alta velocidad hasta obtener una consistencia suave y cremosa.
5. Agrega hielo al gusto y mezcla nuevamente.
6. Sirve inmediatamente y disfruta de este delicioso y nutritivo smoothie.

Este smoothie no solo es delicioso, sino que también está lleno de vitaminas, minerales y fibra, perfecto para empezar el día con energía y vitalidad.

3) Batido de espinaca y mango

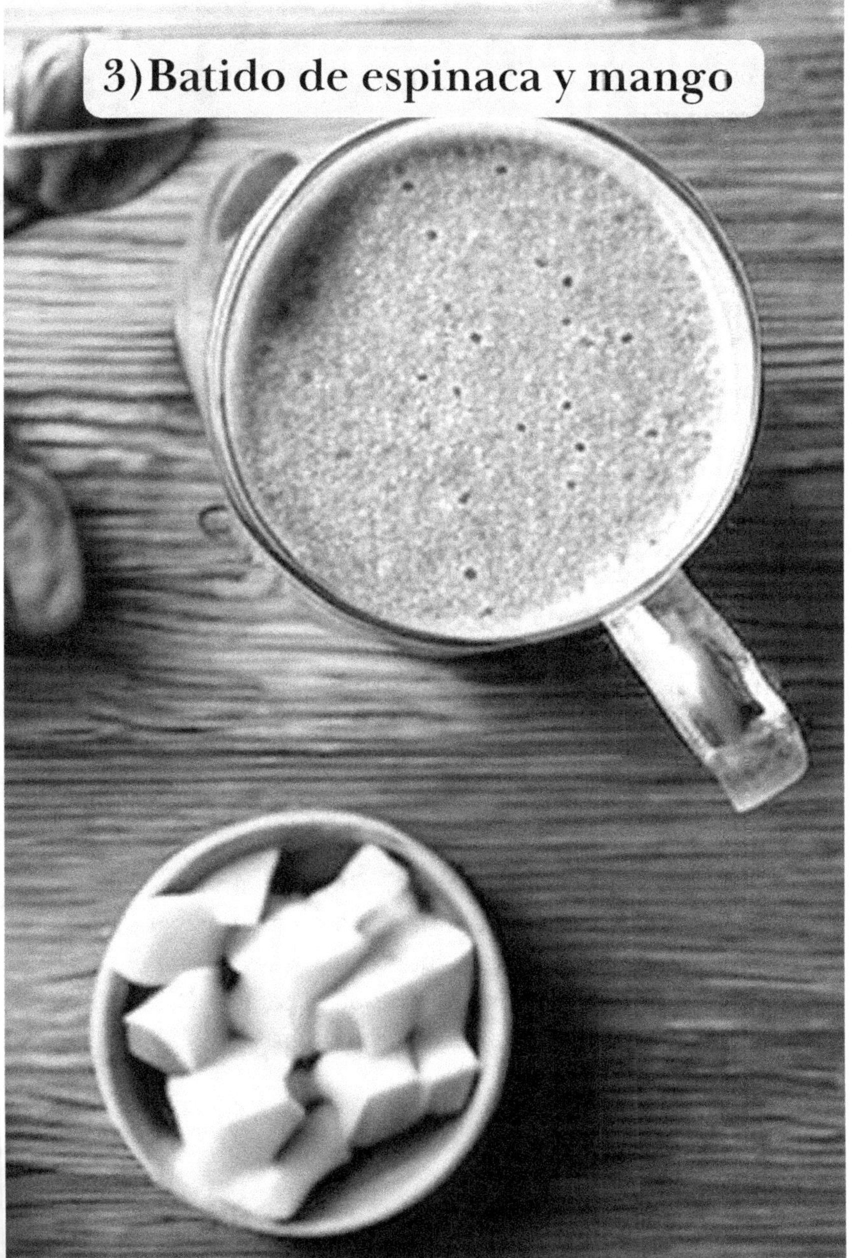

Ingredientes:

- 1 taza de espinacas frescas
- 1 mango maduro, pelado y cortado en trozos
- 1 plátano
- 1 taza de leche de almendra (o cualquier leche de tu preferencia)
- 1/2 taza de yogur natural
- 1 cucharada de miel (opcional)
- Hielo al gusto

Instrucciones:

1. Lava bien las espinacas y el mango.
2. Coloca las espinacas, el mango, el plátano, la leche de almendra y el yogur en una licuadora.
3. Si deseas un batido más dulce, agrega la miel.
4. Añade hielo si prefieres una textura más refrescante.
5. Mezcla todos los ingredientes hasta obtener una consistencia suave y homogénea.
6. Vierte el batido en un vaso y disfruta de inmediato.

Este batido no solo es delicioso, sino también muy nutritivo. Las espinacas aportan una buena dosis de hierro y vitaminas, mientras que el mango y el plátano añaden un toque de dulzura natural y vitamina C. ¡Perfecto para comenzar el día con energía!

4)smoothie de frutas rojas

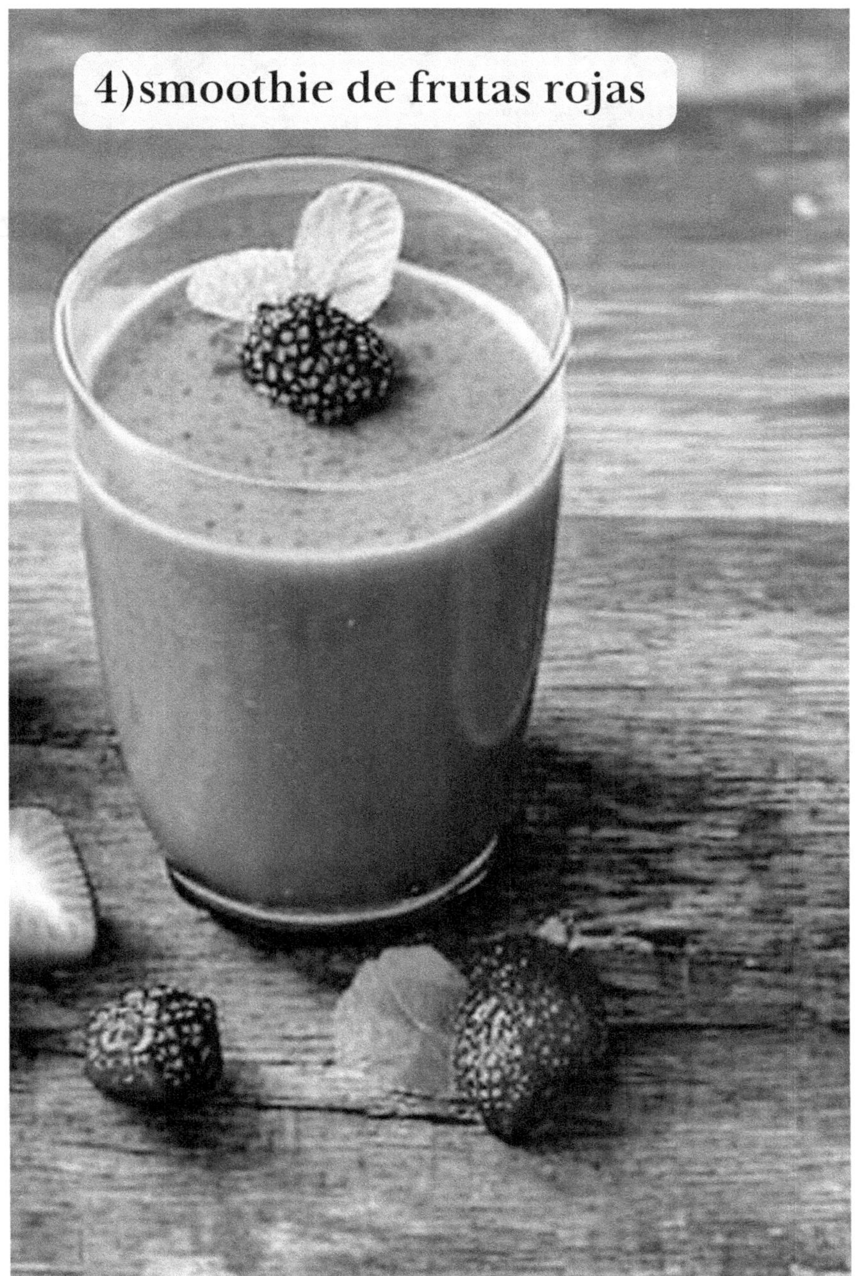

Ingredientes:

- 1 taza de fresas frescas o congeladas
- 1/2 taza de frambuesas
- 1/2 taza de moras
- 1 plátano maduro
- 1 taza de yogur natural o de vainilla
- 1/2 taza de jugo de naranja
- 1 cucharada de miel (opcional)
- Hielo al gusto

Instrucciones:

1. Lava bien todas las frutas si son frescas.
2. Coloca las fresas, frambuesas, moras y el plátano en una licuadora.
3. Agrega el yogur, el jugo de naranja y la miel, si la estás usando.
4. Licúa todos los ingredientes hasta obtener una mezcla suave y homogénea.
5. Añade hielo al gusto y licúa nuevamente hasta que el hielo se haya triturado por completo.
6. Sirve el smoothie en vasos y, si lo deseas, decora con algunas frutas enteras o una hoja de menta.

¡Disfruta de este delicioso y saludable smoothie de frutas rojas! Perfecto para cualquier momento del día.

5) Batido de arandanos y banana

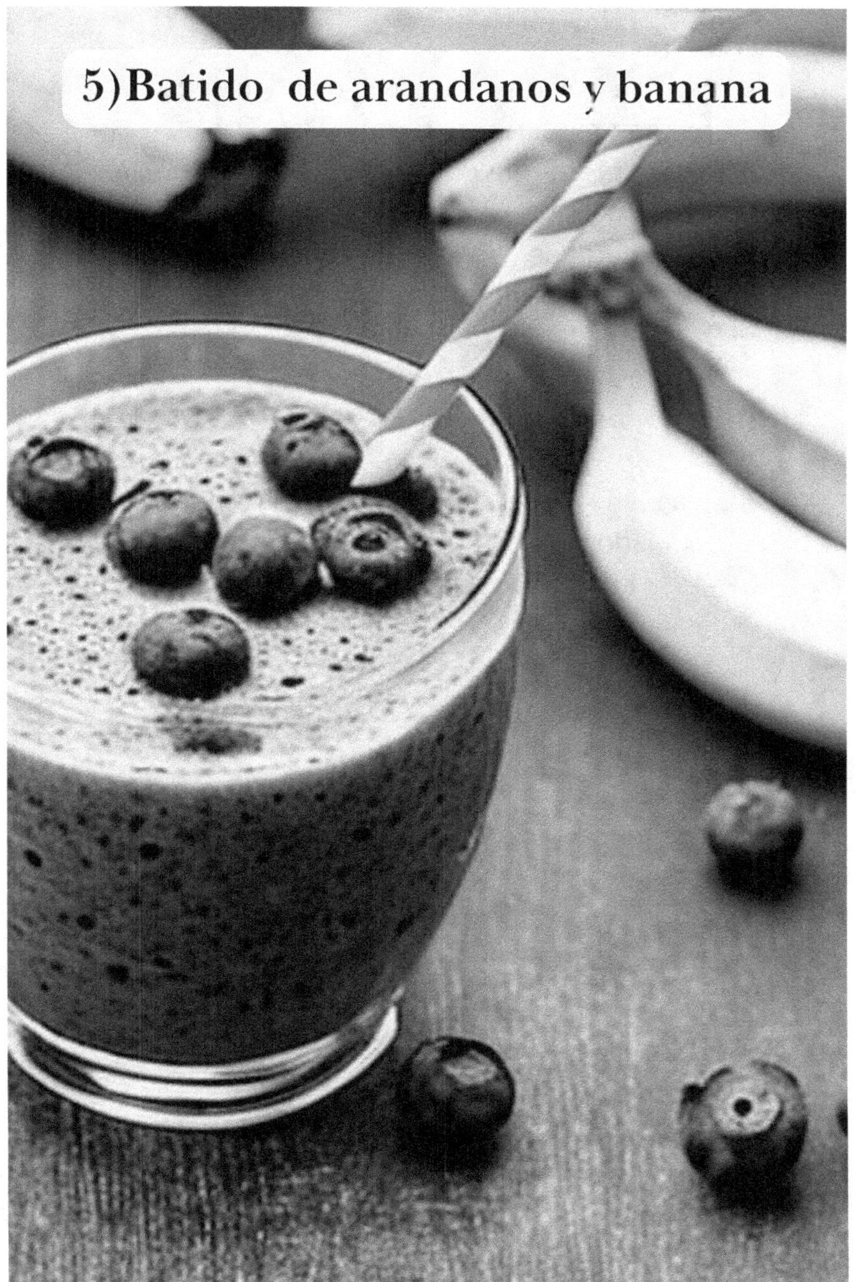

Ingredientes:

- 1 taza de arándanos frescos o congelados
- 1 banana madura
- 1 taza de leche (puede ser de vaca, almendra, soja, etc.)
- 1 cucharada de miel o jarabe de agave (opcional)
- 1/2 taza de yogur natural o de vainilla (opcional)
- Hielo al gusto

Instrucciones:

1. Lava bien los arándanos si son frescos. Si son congelados, no es necesario descongelarlos.
2. Pela la banana y córtala en trozos para que sea más fácil de mezclar.
3. Coloca los arándanos, la banana, la leche, la miel o jarabe de agave y el yogur en una licuadora.
4. Mezcla a alta velocidad hasta obtener una consistencia suave y cremosa.
5. Si prefieres un batido más frío y espeso, añade hielo y vuelve a mezclar hasta que se integre completamente.
6. Prueba el batido y ajusta la dulzura si es necesario añadiendo más miel o jarabe de agave.
7. Sirve inmediatamente en vasos altos y disfruta de este refrescante y nutritivo batido.

¡Buen provecho!

DESAYUNOS Y SNACKS

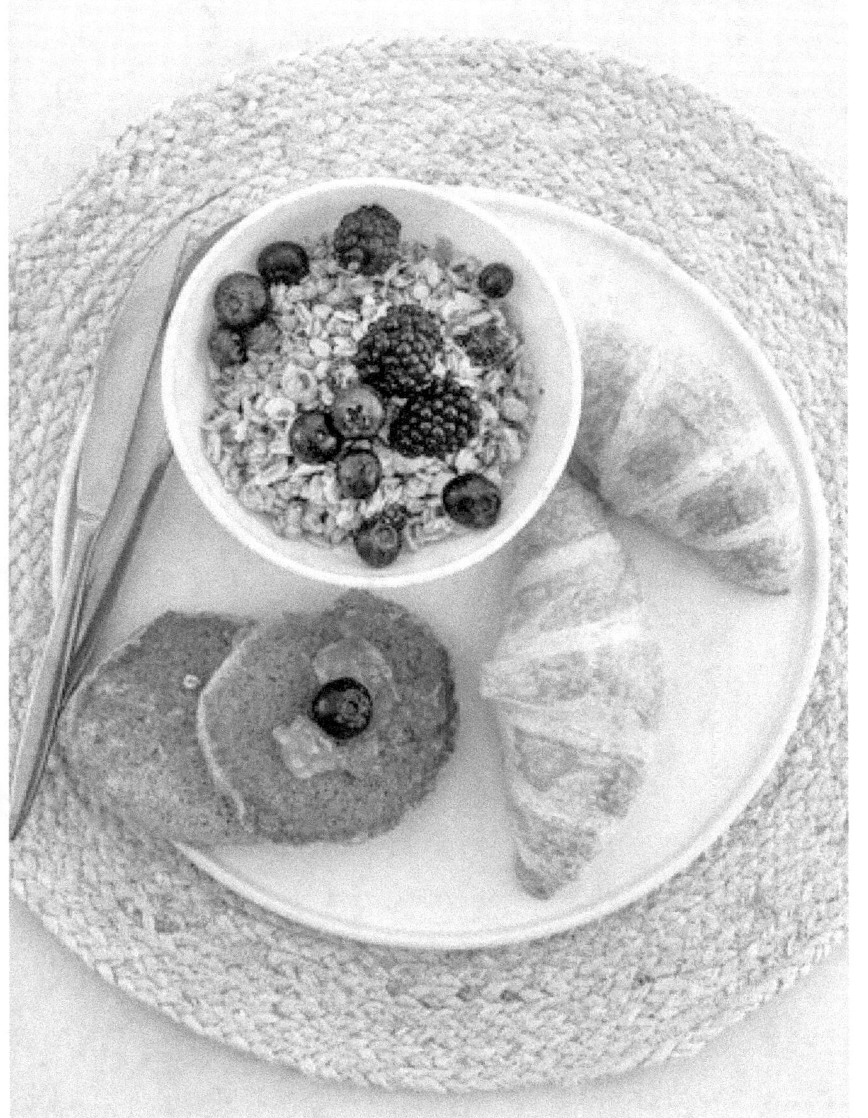

1)Avena con frutas

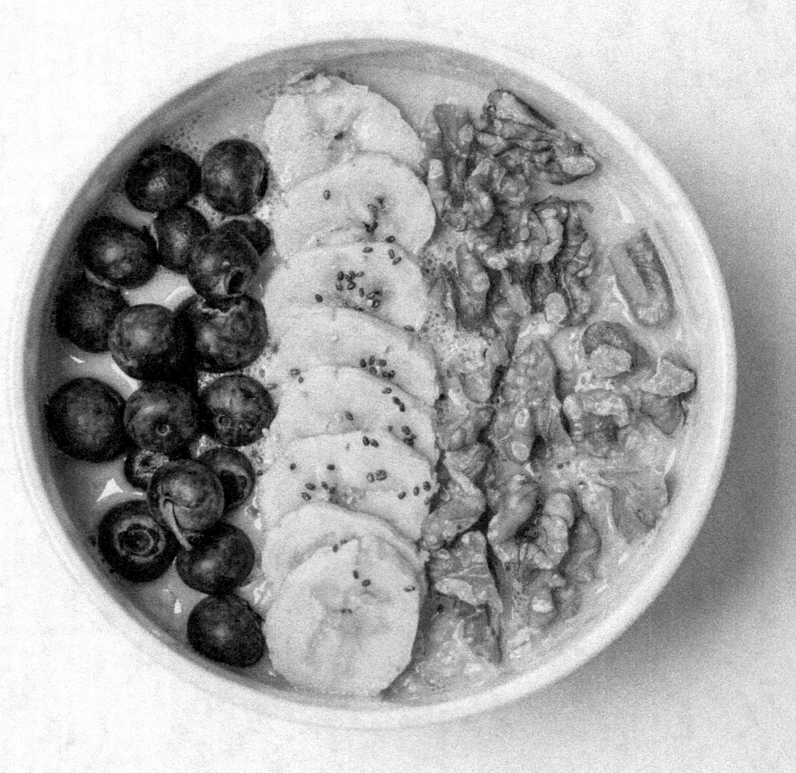

Ingredientes:

- 1 taza de avena
- 2 tazas de agua o leche (puede ser vegetal)
- 1 plátano maduro
- 1 puñado de arándanos
- 1 cucharadita de miel o sirope de agave
- 1 pizca de canela (opcional)
- Nueces o almendras (opcional)

Instrucciones:

1. En una olla mediana, calienta el agua o la leche a fuego medio.
2. Agrega la avena y remueve ocasionalmente para evitar que se pegue.
3. Cocina la avena durante unos 5-7 minutos o hasta que alcance la consistencia deseada.
4. Mientras la avena se cocina, corta el plátano en trozos pequeños.
5. Una vez que la avena esté lista, retírale del fuego y vierte en un tazón.
6. Añade las frutas cortadas y los arándanos encima de la avena.
7. Si deseas, puedes agregar una cucharadita de miel o sirope de agave para endulzar.
8. Espolvorea una pizca de canela para darle un toque especial.
9. Si te gustan las nueces o almendras, agrégalos para un extra de crujiente y nutrientes.

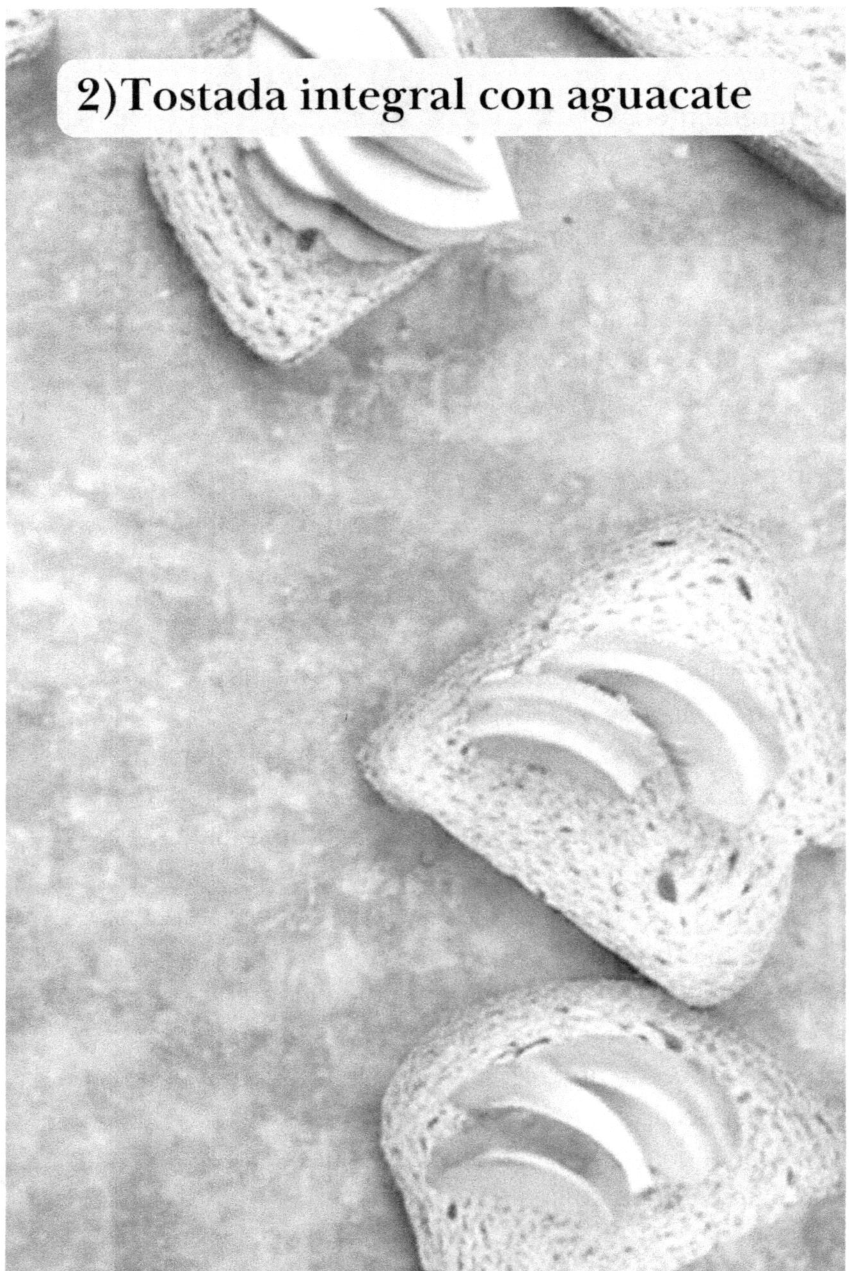

2)Tostada integral con aguacate

Ingredientes:

- 2 rebanadas de pan integral
- 1 aguacate maduro
- Jugo de medio limón
- Sal y pimienta al gusto
- Aceite de oliva virgen extra
- Opcional: tomate en rodajas, huevo pochado, semillas de chía o sésamo

Preparación:

1. Tostar las rebanadas de pan integral hasta que estén doradas y crujientes.
2. Mientras el pan se tuesta, corta el aguacate por la mitad, retira el hueso y saca la pulpa con una cuchara.
3. Coloca la pulpa del aguacate en un bol y machácala con un tenedor hasta obtener una textura cremosa.
4. Añade el jugo de limón, sal y pimienta al aguacate machacado, y mezcla bien.
5. Una vez que el pan esté tostado, unta una capa generosa de la mezcla de aguacate sobre cada rebanada.
6. Rocía un poco de aceite de oliva virgen extra por encima para darle un toque de sabor.
7. Si lo deseas, añade rodajas de tomate, un huevo pochado o espolvorea algunas semillas de chía o sésamo para un extra de nutrientes y textura.

3)Huevos revueltos con espinacas

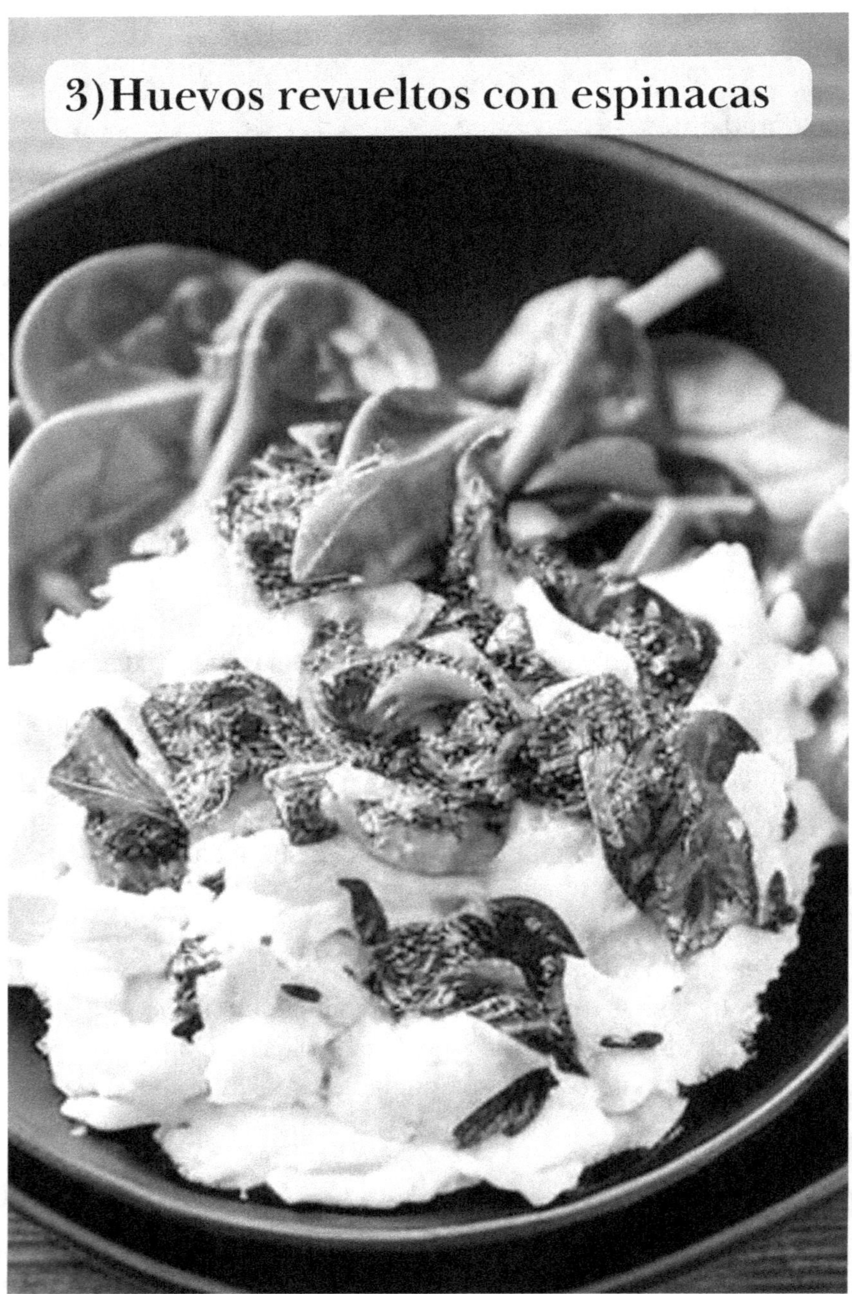

Ingredientes:

- 4 huevos
- 1 taza de espinacas frescas, lavadas y picadas
- 1 cebolla pequeña, finamente picada
- 2 dientes de ajo, picados
- 2 cucharadas de aceite de oliva
- Sal y pimienta al gusto
- Un chorrito de leche (opcional)
- Queso rallado (opcional)

Instrucciones:

1. En una sartén grande, calienta el aceite de oliva a fuego medio. Añade la cebolla y el ajo, y sofríe hasta que estén dorados y fragantes.
2. Agrega las espinacas picadas a la sartén y cocina hasta que se marchiten, aproximadamente 2-3 minutos.
3. Mientras tanto, en un tazón, bate los huevos. Si deseas, puedes añadir un chorrito de leche para hacer los huevos más esponjosos.
4. Vierte los huevos batidos en la sartén con las espinacas y revuelve constantemente hasta que los huevos estén cocidos a tu gusto.
5. Sazona con sal y pimienta al gusto. Si lo prefieres, puedes espolvorear un poco de queso rallado por encima antes de servir.

Sirve los huevos revueltos con espinacas calientes y acompaña con pan tostado o una ensalada fresca. ¡Buen provecho!

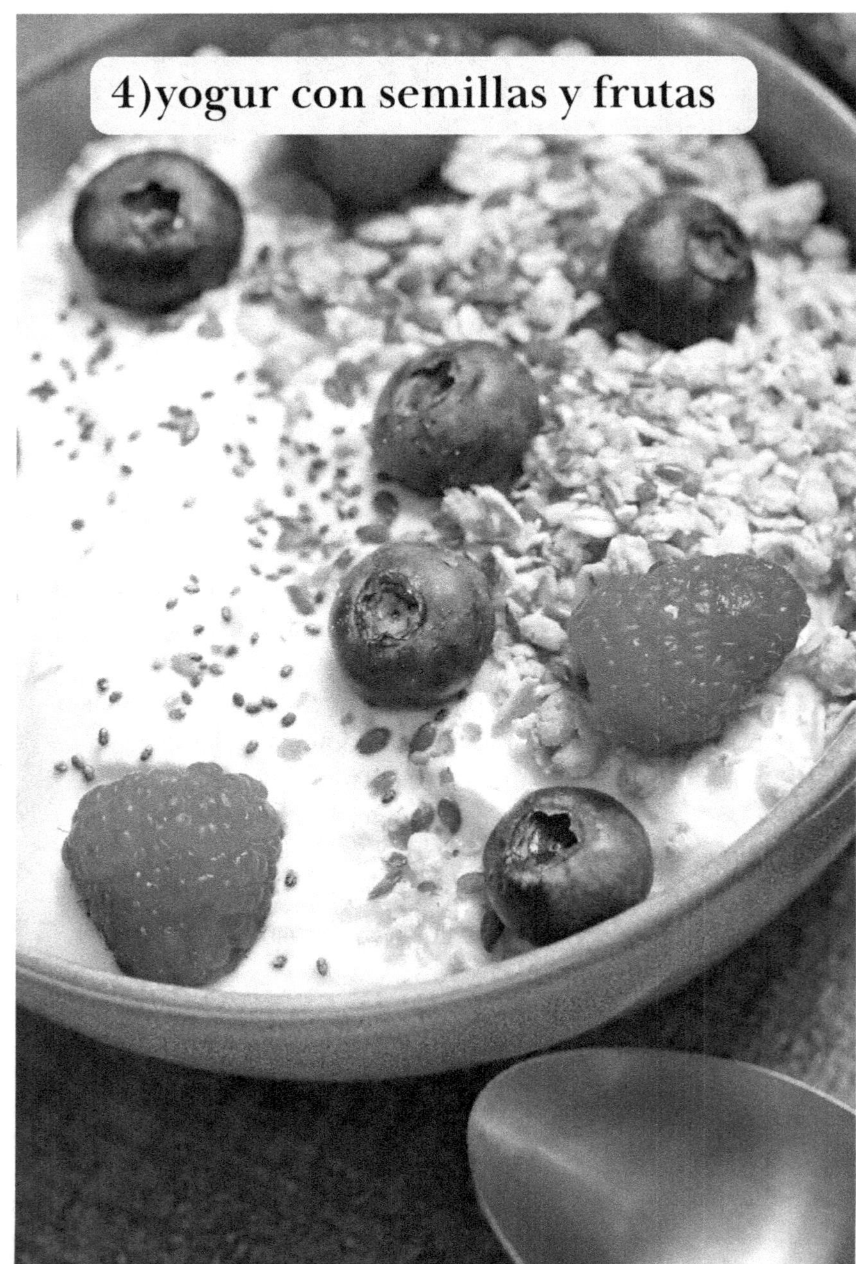
4)yogur con semillas y frutas

ingredientes:

- 2 tazas de yogur natural
- 1/2 taza de frutas frescas (pueden ser fresas, arándanos, kiwi, mango, etc.)
- 2 cucharadas de semillas de chía
- 1 cucharada de miel o sirope de agave (opcional)
- Unas hojas de menta para decorar (opcional)

Instrucciones:

1. En un bol grande, mezcla el yogur con las semillas de chía. Deja reposar la mezcla durante unos 10 minutos para que las semillas absorban parte del líquido y se hinchen, lo que dará una textura más espesa y agradable al yogur.
2. Mientras tanto, lava y corta las frutas en trozos pequeños. Puedes combinarlas como más te guste o elegir una sola variedad, según prefieras.
3. Una vez que el yogur con las semillas de chía haya reposado, agrega las frutas troceadas y mezcla suavemente para integrarlas.
4. Si deseas un toque extra de dulzura, añade la miel o el sirope de agave y mezcla nuevamente.
5. Sirve el yogur en tazones individuales y decora con algunas hojas de menta para darle un toque fresco y aromático.

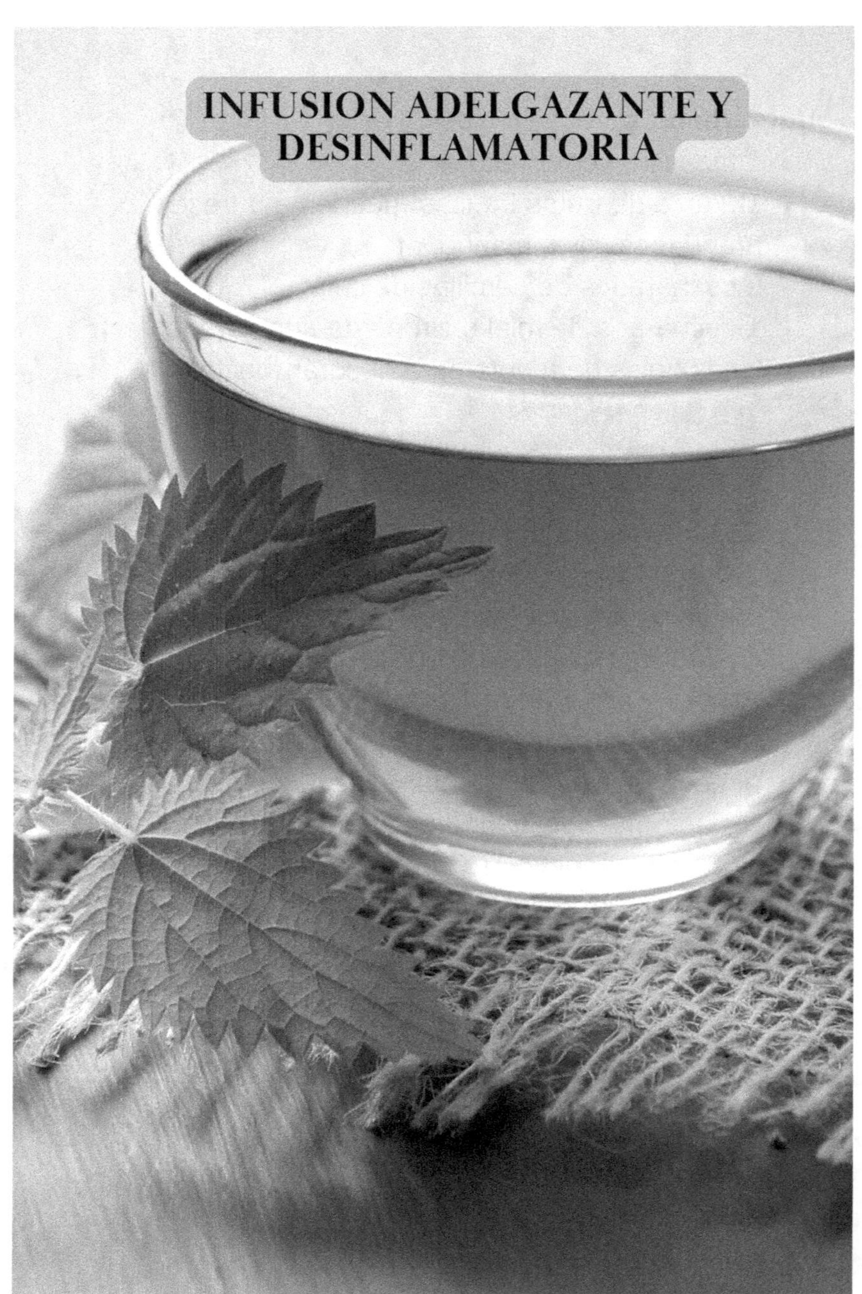
INFUSION ADELGAZANTE Y
DESINFLAMATORIA

1)Te verde

Ingredientes:

1 cucharadita de hojas de té verde o 1 bolsita de té verde

1 taza de agua caliente

Preparación:

1)Calienta el agua hasta que esté a punto de hervir.

2)Coloca las hojas de té verde o la bolsita en una taza.

3)Vierte el agua caliente sobre el té y deja reposar durante 3-5 minutos.

5)Cuela o retira la bolsita y disfruta.

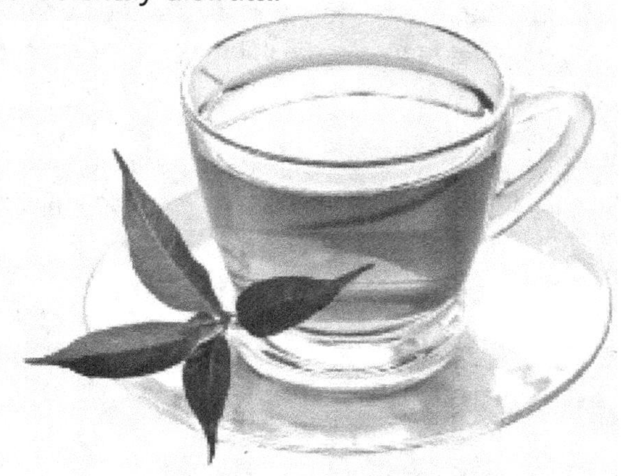

2)Te de menta y jengibre

Ingredientes:
- 1 litro de agua
- 1 puñado de hojas de menta fresca
- 1 trozo de jengibre fresco (unos 5 cm), pelado y cortado en rodajas finas
- Jugo de medio limón (opcional)

Instrucciones:
1. En una olla grande, lleva el litro de agua a ebullición.
2. Una vez que el agua esté hirviendo, agrega las hojas de menta y las rodajas de jengibre.
3. Reduce el fuego y deja que la mezcla hierva a fuego lento durante unos 10-15 minutos, para que los sabores se infundan bien.
4. Retira la olla del fuego y cuela el té para eliminar las hojas de menta y las rodajas de jengibre.
5. Añade miel o azúcar al gusto y remueve bien hasta que se disuelva. Si prefieres un toque cítrico, agrega el jugo de medio limón.
6. Sirve el té caliente para disfrutar de una bebida reconfortante, o déjalo enfriar y sírvelo con hielo para un refrescante té helado.

Este té de menta y jengibre es perfecto para calmar el estómago, aliviar el estrés y revitalizar los sentidos. ¡Disfrútalo en cualquier momento del día!

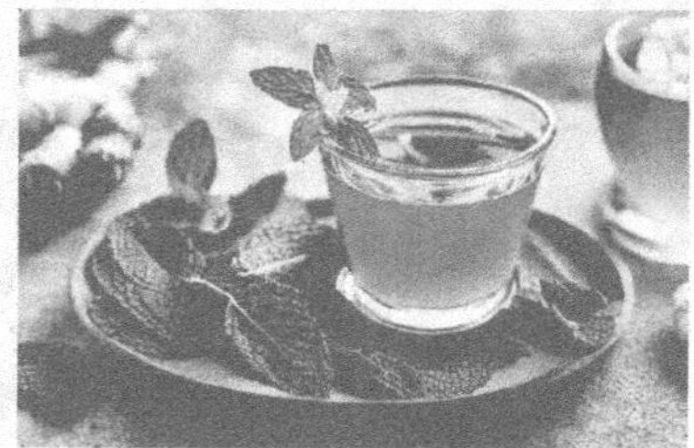